Heridas Accidentales Traumáticas

Diego Molina Ruiz

Copyright © 2017 Diego Molina Ruiz

Edita: Molina Moreno Editores molina.moreno.editores@gmail.com

Tapa blanda, Nº páginas 102. Diseño de portada: Diego Molina Ruiz

Título de la obra: Heridas Accidentales Traumáticas

Serie: Recursos didácticos de apoyo al estudio

Libro: 1

Primera edición: 2/11/2017

Autor: Diego Molina Ruiz

All rights reserved / Todos los derechos reservados

ISBN-10: 1979471258
ISBN-13: 978-1979471251

Edición impresa en papel y ebook disponible en:
www.amazon.com y www.amazon.es

TÍTULO DE LA OBRA:

HERIDAS ACCIDENTALES TRAUMÁTICAS

SERIE: RECURSOS DIDÁCTICOS DE APOYO AL ESTUDIO

PROFESOR:

DIEGO MOLINA RUIZ

Diego Molina Ruiz

PRESENTACIÓN

Tras la rápida evolución que los últimos años han experimentado los conocimientos científicos, los medios técnicos, el desarrollo farmacológico y el propio sistema de salud se evidencian en la práctica clínica diaria. Esta práctica comprende un conjunto de actividades que buscan responder a la necesidad de revelar, diagnosticar o examinar lesiones con fines clínicos o de investigación. En base a ello, los profesionales de la salud, desplegamos toda una actividad curativa o paliativa utilizando para ello técnicas y procedimientos propios buscando la mejor evidencia científica posible.

La referencia a los cuidados está presente en todo el recorrido de la obra. Destaca ante todo que es una compilación centrada en los cuidados. El alumnado puede comprobar gratamente, que junto a un catálogo de variadas técnicas articuladas de manera concisa y completa, contiene actividades derivadas del cuidado, enunciadas con una terminología propia y entendible. Además de una exhaustiva y pormenorizada descripción de las técnicas imprescindibles, quien se acerque a sus páginas va a encontrar los elementos más reconocibles de cuidar en distintos lugares tanto en un ambiente clínico como en el domicilio del paciente. En este aspecto, en el texto se recupera la visión centrada en el paciente y no tanto hacia la técnica. Por otra parte, se trata de una obra didáctica que aporta un profundo saber práctico y actualizado, muy útil para la clínica, que es la que caracteriza a la cultura del cuidado. Si bien, cuidar de un modo excelente no es un acto o conjunto de acciones que se puedan improvisar o protocolizar. Es necesaria la individualidad, la especificidad del cuidado, que deben ir más allá de la técnica en sí encaminándose hacia el proceso de aprendizaje.

La obra completa denominada "Recursos didácticos de apoyo al estudio" se compone de 8 libros, de los cuales los 4 primeros tratan de manera específica distintos temas como son: Los distintos tipos de Heridas, Quemaduras y diferentes lesiones. Y en segundo lugar se publicarán una serie de guías que complementarán a las 4 publicaciones anteriores.

Para terminar, es importante para mí el agradecer a todas las personas que han colaborado para hacer posible éste Proyecto Editorial con todo el esfuerzo que se ha realizado, desde el estudio pormenorizado de los temas, conciso y conforme a los más recientes hallazgos de la investigación y tecnología, hasta las pautas éticas, poniendo a disposición de la sociedad en general, lo que pueda ser un referente muy necesario en el ambiente académico o de la práctica clínica en el Cuidado Avanzado de Heridas.

Diego Molina Ruiz

Diego Molina Ruiz

DEDICATORIA

El presente libro en particular y la colección "Recursos didácticos de apoyo al estudio" a la que pertenece, en general, van dedicados a todas las personas que padecen alguna de las lesiones que aquí se tratan. Al alumnado de Enfermería, a las personas que las cuidan, sean familiares, profesionales o amigos. Y también a todas las personas interesadas en conocer o practicar todo el saber que su lectura ofrece.

¡Salud y Ánimo!

Diego Molina Ruiz

CONTENIDO

1	Introducción	1
2	Anatomofisiología	3
3	Cicatrización	7
4	Categorización	13
5	Tipificación	23
6	Cuidados	39
7	Vacunación	47
8	Dolor	51
9	Resumen	55
10	Bibliografía	59
11	Anexos	67

AGRADECIMIENTOS

A todas las personas que han hecho posible la elaboración del presente libro y en su conjunto toda la colección que forman la serie denominada "Recursos didácticos de apoyo al estudio". Una serie de personas que destacan por su incansable interés por la innovación basada en la evidencia. El conocimiento apoyado por la investigación y la experimentación de prácticas clínicas que conforman la experiencia del trabajo diario. Con la observación y recogida de las anotaciones necesarias para ser plasmadas y compartidas a través de aquellos textos que se incluyen en ésta obra.

1 INTRODUCCIÓN

El presente manual sirve como ayuda al estudio y para el día a día de los alumnos o profesionales de enfermería, enfocado al contexto de las heridas accidentales traumáticas en el ambiente clínico.

Con esta publicación pretendemos conseguir que se conozca el actual abordaje terapéutico de las heridas accidentales traumáticas desde el conocimiento del paciente traumatizado como éste que ha sufrido heridas, que ponen en riesgo su vida y que pueden dar lugar a complicaciones de riesgo como son el aparente shock hipovolémico, así como paro respiratorio y muerte. La primera actuación es responder a estas incógnitas "¿Qué produce la lesión, a qué parte afecta, y cuál es el daño producido por la agresión?"

También pretendemos que sea una guía de fácil acceso para poder solventar aquellas posibles dudas y que ayude a llevar a cabo las directrices más correctas del cuidado integral de la herida traumática sin olvidar la perspectiva del ser humano en relación a su medio, como ser bio-psico-social. De esta manera conseguimos un libro dinámico, breve, útil y actualizado que presenta los mejores cuidados en heridas traumáticas, ayudando a subsanar errores que podamos estar cometiendo actualmente o a completar aquellas carencias que presentamos en nuestros cuidados, siempre acercándonos a la mejora en la calidad enfermera.

Todas las técnicas, consejos y orientaciones recogidas en este libro se han seleccionado y obtenido de revisiones bibliográficas internacionales y nacionales, junto con la experiencia de los distintos profesionales que hemos colaborado en la realización de este proyecto.

Se pretende aportar unos consejos y orientaciones prácticas, así como un breve repaso de éstas heridas, de manera que al conocerlas e identificarlas no nos precipitemos al llevar a cabo su correspondiente tratamiento o abordaje, considerando que tratar una herida es un procedimiento especializado, y actuar como tal; al igual que es importante conocer qué productos tenemos a nuestra disposición a la hora de tratar, cómo utilizarlos y el manejo previo que llevaremos a cabo para que la manipulación de las heridas sea lo menos traumático y doloroso posible.

En el manejo de las heridas accidentales traumáticas, nosotros, como enfermeros actuamos en un papel fundamental e imprescindible en el cuidado de las mismas. Por lo que es necesario que nos mantengamos actualizados y formados para prestar los mejores cuidados.

El hecho de poder divulgar y obtener todo este conocimiento nos proporciona un pilar fundamental para poder desarrollar nuestras habilidades profesionales y mejorar la asistencia a nuestros pacientes.

2 ANATOMOFISIOLOGÍA

Nuestra piel es el órgano de mayor dimensión en cuanto a superficie y peso que conforma el cuerpo humano. En el adulto cubre unos 2 m², pesa unos 4,5 ó 5 Kg y su grosor varía en torno a 0,5 y 5 mm. La piel junto a sus derivados (cabello, uñas, glándulas sebáceas y sudoríparas) componen el sistema intergumentario[1,2].

Consta de dos partes según el punto de vista estructural, la epidermis y la dermis. Debajo de éstas se encuentra el tejido subcutáneo denominado hipodermis formado en su mayoría por tejido adiposo.

- Epidermis:

La Epidermis es la capa superficial y más delgada. Contiene varias células de grosor y una capa externa de células muertas, las cuales se eliminan y se sustituyen constantemente por células denominadas stratumgerminativum formadas en la capa basal celular. También contiene melanocitos o células pigmentarias[3].

El espesor de la epidermis es muy delgado, aunque existen zonas con diferente grosor. Hay ciertas zonas como la plantar (de manos y pies) que pueden medir 1,5 mm y el contorno de los ojos 0.04 mm. Ésta nos protege de las agresiones externas y mantiene un nivel adecuado de líquidos internos[4].

Consta de dos capas, la capa cornea y la capa de Malpighi[4]:

- La capa cornea: Esta capa contiene células muertas originadas en la capa de Malpighi que el organismo elimina de forma natural (en torno a 30.000 y 40.000 células de la epidermis), y elabora a

su vez otras de forma constante.
- En la capa de Malpighi: En esta capa se encuentran unas células llamadas melanocitos que producen melanina, la cantidad de ésta depende de la raza, exposición al sol y coloración de piel, pelo e iris.

- Dermis

La dermis es la capa más profunda y más gruesa. Se encuentra cubierta por la epidermis, y en la dermis encontramos las glándulas sudoríparas, glándulas sebáceas, células adiposas y folículos pilosos. La interfase entre la dermis y epidermis es muy irregular y consiste en una sucesión de papilas, y cada papila contiene un lazo capilar de vasos sanguíneos o terminación nerviosa especializada[4].

Debemos mencionar que los vasos sanguíneos irrigan las diferentes células de la piel a través de los capilares, que las fibras de colágeno y elastina se encuentran en su capa más profunda manteniendo la piel tersa y elástica, y que las fibras nerviosas son aquellas responsables de las sensaciones cuando los receptores mandan al sistema nervioso la información percibida por los corpúsculos de Paccini, Ruffini, Meisner, y Krause[4].

- Hipodermis

La hipodermis es la capa adiposa y más profunda de la piel cubierta por la epidermis. Se compone de células grasas voluminosas, denominadas adipocitos que se distribuyen de diferente forma en la mujer y el hombre. En la mujer los adipocitos se encuentran en la zona glútea y muslos y en el hombre en la zona abdominal. En esta capa también nos encontramos con las glándulas sudoríparas y los folículos pilosos a los que se unen las glándulas sebáceas. Además de los vasos sanguíneos y linfáticos, ligamentos cutáneos, y lipocitos[3].

Es la reserva más importante del organismo gracias a la liberación y almacenamiento de ácidos grasos[4].

En cuanto a las principales funciones de la piel, podemos mencionar las siguientes:

- Protección.

Protege al organismo de factores externos como bacterias, sustancias químicas y temperatura (la cual veremos en siguiente apartado).
En cuanto al aspecto físico, los queratinocitos entrelazados resisten las

invasiones microbianas en la superficie cutánea, la melanina protege contra la luz ultravioleta, y las células Langerhans epidérmicas envían señales al sistema inmunitario ante microbios invasores así como los macrófagos dérmicos que fagocitan bacterias y virus que logran atravesar la barrera de la piel[3].

- Regulación de la temperatura corporal.

La exposición a temperatura fría provoca la reacción de que los vasos sanguíneos de la dermis se contraigan, impidiendo de este modo que la sangre caliente entre a la piel, adquiriendo al temperatura del medio frío. Por lo que de este modo se conserva el calor evitando continuar enviado calor al cuerpo[3].

- Elaboración de Vitamina D.

Debido a la absorción de sustancias participa en la síntesis de vitamina D de forma activa[3].

- Prevención de la deshidratación.

Mantiene los fluidos corporales dentro del cuerpo previniendo la deshidratación. Por un lado los lípidos que liberan gránulos laminares actúan retrasando la evaporación del agua de la superficie, lo que previene la deshidratación, y por otro lado el sebo producido por las glándulas sebáceas previene la sequedad de la piel y pelos[4].

- Contiene los receptores de las sensaciones.
- Emuntorio.

Se trata de la eliminación de sustancias a través de la secreción sebácea y del sudor[3].

- Melanógena o de pigmentación.

Gracias a la presencia de melanocitos en la capa basal de la epidermis otorga diferentes tonalidades a la piel[3].

Diego Molina Ruiz

3 CICATRIZACIÓN

En la amplia bibliografía científico-técnica médica la fisiología de la cicatrización de la herida se ha descrito reiteradas veces. Las descripciones más clásicas hablan de cuatro fases. Sin embargo, estas cuatro fases no constituyen episodios aislados, se entienden solapadas, dependientes e interconectadas. En estas fases se induce el crecimiento, reparación y estimulación de los tejidos afectados, permitiendo el restablecimiento de la funcionalidad de los tejidos afectados[5,6,7,8].La auténtica complejidad de la cicatrización está cambiando con los conocimientos sobre las interacciones celulares y los mediadores inflamatorios. Las etapas de cicatrización de la herida son secuenciales y simultáneas[9].

3.1 FACTORES DE LA CICATRIZACIÓN

Se diferencian cuatro fases principales en la cicatrización de las heridas. Éstas son la inflamación (o reacción), coagulación, la proliferación (o regeneración/granulación) y la maduración (o remodelación de la herida).

- Fase inflamatoria o de reacción.

Se trata de la primera fase, comienza inmediatamente después de una lesión y dura 2-5 días. Después de sufrir un daño, los vasos sanguíneos de pequeño calibre se dilatan, y se vuelven más permeables y se trasvasa líquido seroso hacia el tejido dañado como consecuencia de la liberación de histamina y prostaglandinas. Llegado este momento, los espacios intersticiales reciben plasma y electrolitos que originan un edema. Éste transforma la lesión en una herida enrojecida, inflamada y dolorosa a la palpación. Podemos destacar por un lado los neutrófilos, los cuales alcanzan el lugar dañado después de unas 6 horas ayudando a evitar infecciones mediante la ingestión y la digestión de bacterias por fagocitosis. Por otro lado, los monocitos acceden a la herida al 4º día y se diferencian en macrófagos, los cuales digieren el tejido necrótico, eliminan los residuos e inhiben la proliferación de microorganismos, además de intervenir en la síntesis de colágeno.

Se trata de una respuesta de protección que intenta alejar los agentes de riesgo que existan alrededor o dentro del tejido afectado, ya que hasta que esto no suceda no se podrá proceder a la regeneración tisular[5,6,7,8,10,11].

- Fase de coagulación.

Es la segunda fase de la cicatrización, y comienza casi al mismo tiempo que la primera. Su objetivo es evitar la pérdida de sangre que haya podido ocasionar la creación de la lesión, a través de los coágulos que entre otras funciones como la interrupción de la salida anormal de sangre por una herida, también tiene unos efectos en la fase de inflamación y regeneración[5,6,7,8,10,11].

- Fase de proliferación o granulación.

Se trata de la tercera etapa de este proceso, y es la etapa intermedia entre la coagulación y maduración. Comienza entre 2º y 3º día después de la lesión hasta 14 días en función de la herida, extensión y cuidados entre otros factores. En esta fase comienza la reparación epitelial y la revascularización de la zona de la herida.

El tejido de granulación se forma por reconstrucción de la red capilar vascular y el tejido conjuntivo. Las fibras de colágeno incrementan la fuerza de tensión de la herida y confieren integridad a la misma. El tejido cicatrizal de la herida es muy frágil y vulnerable a nuevas lesiones[7,8,10,11].

- Fase de maduración o remodelación de la herida.

Se trata de la última fase del proceso de cicatrización en el que se organiza y forma el tejido normal para recuperar la funcionalidad del tejido dañado. La contracción de la herida comienza entre 14 y 21 días después del daño y puede extenderse hasta 2 años, es decir, desde que se consigue llegar a la fase proliferativa, hasta el final de la herida con cicatrización completa. A lo largo de esta etapa se reducen las dimensiones y el espesor de la cicatriz. La piel y las fascias de la herida curada tan sólo presentarán el 70-80% de la fuerza de tensión de una piel normal y el tejido cicatrizal posee un número más bajo de melanocitos, por lo que es más pálido que la piel normal[7,8,10,11].

Se reconocen 3 tipos de curación de heridas:

- Cicatrización por "primera intención".

Se trata de la forma más sencilla de cicatrización. La piel presenta un corte limpio debido a una incisión quirúrgica o una laceración traumática, y ha sido realizada de forma aséptica. La herida se puede cerrar con puntos de sutura o grapas quirúrgicas, lo que aproxima o acerca los bordes de la misma para que comience la cicatrización. Su curación es rápida con una correcta función anatómica, sólida y estéticamente aceptable, debido a que no se ha producido ninguna pérdida de tejido[5,12].

- Cicatrización por "segunda intención".

Se produce en lesiones infectadas, por causa de un gran traumatismo o por la gran pérdida tisular causada, y por otros factores como son la infección, los cuales no permiten una buena aproximación de los bordes e impiden su sutura. Estas heridas que se pueden dejar abiertas, de manera que se pueden limpiar desde el fondo hacia la superficie, debido a que la cicatrización comienza desde el tejido de granulación del interior del lecho de la herida hacia los bordes, lo cual implica una curación más lenta e irregular[5,12].

- Cicatrización por "tercera intención".

Se trata de una combinación de los dos tipos anteriores. Se realiza cuando se pretende aislar una región infectada o tras un gran desbridamiento, cuando la sutura no se procede o se retrasa y ya ha crecido tejido de granulación, o cuando se ha suturado por primera intención pero la herida se complica debido a una infección o dehiscencia y tenemos que esperar a que el tejido de granulación haga su función para poder proceder al correcto cierre de la herida[5,12].

3.2 FACTORES QUE INFLUYEN EN LA CICATRIZACIÓN

Junto al cuidado adecuado de la herida traumática y una buena salud física, existen determinados factores que pueden favorecer o ralentizar la cicatrización de la herida. Algunos de los aspectos más importantes a tener en cuenta son los siguientes:

- Peso.

Tanto la obesidad, como la desnutrición son dos extremos que afectarán retrasando la cicatrización, e incluso originando cierto riesgo de complicaciones de la herida traumática.

- Hipertensión arterial (HTA).

Si la presión arterial (PA) es > 140/90 mmHg se considera hipertensión arterial (HTA), lo que se hace necesario instaurar tratamiento farmacológico con un IECA, lo que afectará negativamente tanto el hecho del aumento de la tensión arterial como de su solución en la cicatrización de la herida traumática[13].

- Infección.

Las heridas infectadas se caracterizan por un tejido friable, fácil sangrado y con cicatrización diferida.

- Diabetes.

Cuando existe hiperglucemia, es decir glucemia >200mg/dL o cuando la concentración de hemoglobina es <10g/dL la cicatrización se dificulta.

- Tabaquismo.

El tabaquismo es un factor predisponente y agravante para el proceso de cicatrización. Esto se debe a que el tabaco es un agente nocivo que favorece y acelera de manera importante las patologías del sistema circulatorio, produciendo aterosclerosis, generando radicales libres y precipitando las enfermedades de origen autoinmune. Por otro lado la nicotina del tabaco produce una vasoconstricción arterial, que favorece la isquemia periférica, y activa la agregación plaquetaria aumentando el tamaño de las placas ateromatosas y predisponiendo a la formación de trombos[14].

- Edad.
- Tratamientos farmacológicos.

Existen determinados fármacos que afectan a la reparación y curación de la herida, como pueden ser aquellos que reducen la respuesta inflamatoria, entre ellos cabe mencionar los esteroides y fármacos no esteroides usados como tratamiento de la artritis y para enfermedades respiratorias[9].

Esto es debido a que los antiinflamatorios reducen la epitelización y contracción de la herida del mismo modo que influye en la proliferación de fibroblastos y en la síntesis de colágeno. La administración de vitamina A puede invertir los procesos derivados de la utilización de esteroides[9].

4 CATEGORIZACIÓN

Todas las personas estamos cada día en constante relación con el medio ambiente; fruto de esta relación nos encontramos con la acción diferentes agentes físicos como el calor, el frío, la electricidad, las radiaciones y distintos tipos de fuerzas como las mecánicas, que aplicadas sobre nuestro organismo producen diferentes lesiones. Por lo tanto cuando nos enfrentamos a un paciente lesionado debemos considerar que produce la lesión, qué afecta y qué daño produce la agresión.

Dentro de estas lesiones traumáticas podemos encontrarnos diversos tipos: Contusiones, heridas, lesiones del aparato locomotor, fracturas y quemaduras, las cuales vamos a desarrollar:

4.1 CONTUSIONES

Son traumatismos cerrados, generados por una fuerza mecánica que no producen rotura de mucosas o piel, aunque pueden producir lesiones internas graves en abdomen, cráneo o tórax. Las clasificamos en:

- Contusiones de 1er grado: Provocan dolor y hematoma por la rotura de pequeños capilares. Se tratan con reposo y elevación del miembro afectado, vendaje compresivo y aplicación de frio.

- Contusiones de 2º grado: Provocan dolor y hematoma por acumulación de sangre bajo la piel. Pueden causar reacciones alérgicas. Se tratan con reposo y elevación del miembro afectado, vendaje compresivo y aplicación de frio.

- Contusiones de 3er grado: Producen dolor y necrosis.

Evolucionan desprendiéndose de la zona necrosada quedando finalmente una ulcera. Se tratan con reposo y elevación del miembro afectado, vendaje compresivo y aplicación de frio. Requieren el traslado del lesionado a un centro hospitalario[15].

- Contusiones en articulaciones: Éstas pueden causar derrames en la cápsula sinovial; provocando dolor, hinchazón e impotencia funcional. Se tratan con reposo y elevación del miembro afectado, vendaje compresivo y aplicación de frio. Requieren el traslado del lesionado a un centro hospitalario.

4.2 HERIDAS

En este caso, la fuerza mecánica si va a producir una rotura de piel o mucosas, con lo cual estaríamos hablando de un traumatismo abierto. Su clasificación, en función del elemento que las produce sería:

- Cortante o incisa: las van a provocar objetos. Podrían seccionar músculos, tendones y nervios. Los bordes de la herida son limpios y lineales, y la hemorragia puede ser desde escasa, a abundante, dependiendo de la zona afectada y la cantidad y calibre de los vasos sanguíneos afectados.

- Punzante: provocadas por objetos puntiagudos, con hemorragia escasa y orificio de entrada pequeño. Pueden ser peligrosas si son profundas y afectan vísceras, produciendo hemorragias internas. Las probabilidades de infección altas al ser difíciles de limpiar. La infección por tétanos es una de las complicaciones que conllevan.

- Cortopunzante: se trataría de una combinación de las dos anteriores.

- Laceraciones: provocadas por objetos de bordes dentados que dan lugar a desgarramiento de tejidos, los bordes de las heridas son irregulares[15].

- Armas de fuego: normalmente orificio de entrada pequeño, redondeado y limpio y orificio de salida de mayor tamaño. La hemorragia y gravedad dependerá de los vasos sanguíneos, vísceras o huesos afectados. Se consideran potencialmente infectadas por la onda expansiva que se crea, seguida de una contracción con presión negativa que aspira material contaminado[16].

Las heridas por arma de fuego pocas veces se encuentran contusiones; suelen ser poco frecuentes y de importancia secundaria. Lo que sí nos encontramos son heridas, que pueden clasificarse en función de las características anatómicas:

- Herida en surco: producida por la tangencialidad del proyectil en la piel.
- Herida penetrante: al quedar el proyectil dentro del organismo. Por lo que hay orificio de entrada pero no de salida.
- Herida transfixiante: se presentan orificios de entrada y salida, unidos por una trayectoria. Los orificios de entrada suelen ser redondeados, bordes regulares con diámetro menor a la bala; la circunferencia de la herida suele tener un halo oscurecido producto del humo que lleva impregnado la bala o por la pólvora. Cuando el proyectil no está equilibrado el orificio de entrada será irregular con bordes contusos y diámetro igual o mayor a la bala. También cambiará si el disparo se ha realizado en contacto con la piel (a bocajarro), con un orificio estrellado, con bordes igual a los anteriores y a veces, evertidos. En caso de metralla, también serán irregulares y con diámetro mayor al proyectil[17].
- Trayecto: dependerá de los tejidos que afecte o atraviese. En este trayecto se introducen pólvora, tierra, ropa, etc. con lo cual aumenta la posibilidad de una infección. En el caso de la metralla se añade la contaminación telúrica. Los trayectos pueden ser uno o varios, en función de si éste se fragmenta.

En el caso del orificio de salida, casi siempre nos vamos a encontrar con una herida irregular con un orificio mayor al del proyectil.

En general en las heridas por arma de fuego nos vamos a encontrar con pacientes graves, con gran hemorragia y shock hipovolémico. Su pronóstico dependerá de los tejidos y órganos que se vean afectados. Son heridas que pueden desembocar en sepsis[17].

- Abrasiones: las produce una fricción o rozamiento de la piel con superficies duras. Se produce una pérdida de la capa más superficial de la piel y la hemorragia suele ser escasa. Si no son tratadas adecuadamente se infectan con facilidad.

- Avulsiones: se produce una separación y rasgado del tejido. Un ejemplo sería a una mordedura de perro. La saliva puede contener enzimas necrotizantes que podrían conllevar necrosis de los tejidos[16].

- Contusas: las producen objetos duros como piedras, palos, etc. Hay dolor y hematoma, por la resistencia que ofrece el hueso ante el golpe, ocasionando la lesión de los tejidos blandos. Suele limitarse a la piel, manifestándose una equimosis o escara necrótica según la fuerza o intensidad del impacto. Pueden verse implicados otros órganos en profundidad.

- Amputaciones: extirpación completa de una parte o la totalidad de una extremidad.

- Aplastamiento: Cuando las partes del cuerpo son atrapadas por objetos pesados, se produce una presión prolongada y continua sobre el cuerpo. Por lo tanto, el factor más importante es el tiempo durante el cual se produce esa presión. Pueden provocar fracturas óseas, lesiones a órganos y hemorragias externas e internas. Inicialmente no se produce edema, precisa tiempo hasta que aparece y se desarrolle. Los pulsos distales aparecen a pesar del edema; si no se palpan hay que buscar otras lesiones. Tras la extracción se presenta una hipovolemia que puede derivar en shock hipovolémico y muerte. Las lesiones dependerán del mecanismo de lesión[18,19].

Su clasificación, según la gravedad podrá ser:

- Leves: afectan solo a la piel y pueden tratarse por personal no sanitario.
- Graves: deben ser tratadas por personal sanitario, y cumplen alguno de los siguientes apartados:

    - Afectan a otros tejidos además de la piel y por lo general requerirán sutura.
    - Heridas muy sucias y/o limpieza complicada.
    - Bordes irregulares, aplastados o sucios.
    - Localizadas en ojos, genitales y orificios naturales del cuerpo.

HERIDAS ACCIDENTALES TRAUMÁTICAS

- Asociadas a:

    o Fracturas.
    o Hemorragias importantes.
    o Cortes o roturas de nervios, músculos o tendones
    o Infección.
    o Lesiones internas.
    o Amputaciones. [20]

Los signos y síntomas que nos indicarán la gravedad serán:

- Hemorragia:
  - Según tipo: arterial, venosa, capilar.
  - Según naturaleza: interna o externa.
- Fiebre
- Infección (tumefacción, rubor, calor y dolor)
- Persistencia de la herida en el tiempo.
- Aspecto de la herida y el paciente.
- Bordes de la herida: regulares o irregulares
- Cuerpos extraños
- Estadio: en caso de las heridas crónicas[19, 20]
- Especiales: entre ellas estarían las heridas en la cara, penetrantes en cavidades orgánicas, perforantes de vísceras huecas, heridas por armas de fuego, y por asta de toro[17]. La diferencia radica que en las heridas por asta de toro se encuentran hasta cuatro tipos de lesiones:

    - Varetazo: consecuencia del golpe con el cuerno. Se encuentran desde contusiones hasta daños en órganos.
    - Puntazo: lo produce la punta del cuerno. Suele producir herida abierta pero leve o superficial.
    - Cornada: herida contusa cuya gravedad dependerá de los vasos sanguíneos, órganos, nervios y músculos a los que afecte; suele provocar diversos trayectos y es de mayor profundidad a la anterior.
    - Fracturas: secundarias a los revolcones, caídas, etc[17].

4.3 LESIONES DEL APARATO LOCOMOTOR.

Dentro del aparato locomotor podemos encontrar diversos tipos de lesiones, dependiendo del grado de afectación; podemos diferenciar entre:

- Esquince o torcedura: distensión o rotura incompleta o completa de un ligamento o su conjunto; responsables de la estabilidad de la articulación. Va producir un desplazamiento momentáneo de las superficies óseas articulares de contacto. Existen tres grados:

    - Grado I: distensión del ligamento sin que exista rotura
    - Grado II: hay una rotura parcial
    - Grado III: existe rotura completa

- Luxación: dislocación o desplazamiento anormal y permanente de los extremos óseos de una articulación que va a provocar una pérdida de contacto entre ellos; cuando no se produce de manera permanente o no es completa se denomina subluxación.

- Contracturas musculares: como su nombre indica se trata de una contracción continuada e involuntaria de los músculos. Provoca dolor y limitación de movimientos.

- Roturas musculares: rotura de fibras musculares. Provoca dolor repentino y agudo, acompañado de debilidad e hinchazón; Causado normalmente por un estiramiento o contracción violenta.

- Tendinitis: inflamación de un tendón (estructura fibrosa que une hueso y músculo). Suele ir acompañado de inflamación y ser una patología de carácter crónica[18].

4.4 FRACTURAS.

Rotura o pérdida de continuidad de la sustancia ósea. Normalmente producida por un traumatismo, contracción o distensión brusca provocando en el hueso una fuerza externa que supera su resistencia. Las fracturas podemos dividirlas de diversas formas.

- En función del estado de la piel o comunicación o no de la fractura con el exterior:
    - Abiertas: existe una herida que comunica con la fractura
    - Cerradas: piel intacta, si hubiese herida se trataría de una superficial y que no contacta con la fractura

- Según la localización:

- Epifisarias: la fractura se produce en los extremos del hueso
- Diafisarias: si la fractura se produce en el segmento medio del hueso

- Según si la rotura es parcial o total:
    - Completa.
    - Incompleta

- Según el mecanismo que lo produce:
    - Traumática o accidental: usualmente por un impacto directo
    - Por flexión: impacto sobre el extremo óseo con el otro extremo fijo o sobre el centro de éste.
    - Por rotación: por dos fuerzas de tracción de sentido inverso, ejecutadas en torno al eje longitudinal del hueso.
    - Espontáneas, de sobrecarga o fatiga: traumatismos repetidos y de baja intensidad pero aplicados sobre el mismo punto óseo.
    - Por cizallamiento: dos partes del mismo hueso reciben fuerzas de sentido contrario
    - Patológicas: mínimo traumatismo sobre hueso anormal o con enfermedad que le da menor resistencia.
    - Por compresión o aplastamiento: compresión ósea por encima de sus límites de elasticidad.
    - Por arrancamiento o tracción: contracción brusca muscular sobre zona ósea.

- Según el trazo de fractura y fragmentación ósea:
    - Fisuras: no se produce una separación de los fragmentos óseos
    - En tallo verde: fracturas incompletas, el hueso largo se rompe en el lado convexo y se abarquilla en el cóncavo. Muy frecuente en niños.
    - En rodete: un lado del hueso se curva, dobla o pliega formando un pequeño bulto.
    - Desplazadas: se produce una desviación relativa en uno de los dos fragmentos de la fractura.
    - Anguladas: pérdida de la alineación normal del eje longitudinal del hueso.

- Transversas: la rotura es perpendicular al eje longitudinal del hueso.
- Oblicua: la línea de la fractura forma un ángulo de 90° con el eje longitudinal del hueso.
- Conminutas: las que presentan más de dos fragmentos óseos.
- Dobles: las fracturas en el mismo hueso pero distinta localización.
- Impactadas: un fragmento del hueso roto penetra en otro.
- Intraarticulares: fracturas en articulación o que afecten a su superficie[21].

4.5 LESIONES PRODUCIDAS POR QUEMADURAS

Se trata de lesiones provocadas por la transferencia de calor a los tejidos. Encontramos diversos tipos de quemaduras: Quemaduras térmicas, químicas, eléctricas y por radiación.

- Quemaduras térmicas: pueden deberse a calor o a frío:

  - Por calor: las producen agentes físicos externos de origen térmico, con temperaturas superiores a 44°C que provocan daño tisular. La lesión dependerá del tiempo de exposición y la temperatura.

La gravedad de estas lesiones se clasifica en:

  o Primer grado: Lesiones superficiales que van a afectar a epidermis y producen dolor.
  o Segundo grado: superficiales, afectan a epidermis y dermis: Aparece rojez y flictenas.
  o Tercer grado: afecta a la totalidad de la dermis. La piel aparece seca, pálida e indoloras al afectar terminaciones nerviosas. Suelen requerir injertos.
  o Cuarto grado: afectan a la totalidad de la subdermis. Provocan lesión en músculo y hueso. Aspecto de carbonización.

Para la valoración y clasificación de éstas utilizaremos la Regla de los 9 o Regla de Wallace[22] *(Véase en Anexo 1)*.

  - Por frío: estas lesiones estarán determinadas por el tiempo de exposición, temperatura, humedad y velocidad de enfriamiento. Cuando la temperatura central del organismo es igual o inferior a 35°C estamos ante una hipotermia. Las hipotermias podemos clasificarlas según la intensidad:

- o Hipotermia leve: de 35 a 32°C
- o Hipotermia moderada: de 32 A 28°C
- o Hipotermia grave: menor de 28°C

Según el tiempo de exposición:

- o Aguda: antes de producirse un agotamiento
- o Subaguda: agotamiento y disminución de las reservas energéticas del cuerpo.
- o Crónica: exposición prolongada con respuesta termorreguladora insuficiente.

- Quemaduras químicas: la destrucción viene determinada por la alteración del pH de los tejidos, condicionada por los ácidos y álcalis. El grado de la lesión lo determinará el tipo de agente, el tiempo de exposición y su concentración. Los ácidos provocan lesión de aspecto eritematoso, bordes delimitados, evolucionan a escara seca y toman el color del agente que lo causa. Son menos lesivos que los alcalinos, puesto que se neutralizan con rapidez. Las lesiones por álcalis o bases son extensas, húmedas y pastosas, de escara blanca; provoca inflamación y edema.

- Quemaduras eléctricas: producidas por contacto con un conductor eléctrico que transmite corriente en el momento. Provoca lesiones tisulares profundas en hueso, cartílago, grasa y piel. Pueden provocar la perforación de vísceras huecas, necrosis en hígado o páncreas. Se clasifican en lesiones de alto voltaje y bajo voltaje. Las de alto voltaje (>1000 voltios) producen lesiones en piel y tejidos profundos; pueden provocar parada cardiaca, arritmias y rabdomiolisis.

- Por radiación: originan lesiones parecidas a las quemaduras y se denominan radiodermitis[22,23,24].

5 TIPIFICACIÓN

5.1 TRAUMATISMOS DE MIEMBROS INFERIORES (MM.II)

El aparato locomotor humano está formado por el sistema osteoarticular (huesos, articulaciones y ligamentos) y el muscular (músculos y tendones). Las extremidades inferiores, además de soportar el peso del cuerpo, son las principales responsables de su desplazamiento, lo que sin duda las convierte en candidatas preferentes a presentar todo tipo de lesiones y traumatismos.

La fractura es la lesión esquelética más importante. Además del traumatismo óseo, las fracturas pueden afectar a tejidos blandos circundante, a los vasos sanguíneos y nervios. Las fracturas pueden clasificarse en dos categorías:

- Fracturas abiertas: toda fractura con una lesión asociada de tejidos blandos.
- Fracturas cerradas: toda fractura sin lesión asociada de los tejidos blandos. Se clasifican en impactados, conminutas, por compresión, oblicuas, espiroideas y transversales.

A continuación se explicarán aquellas fracturas más considerables, destacándose por tanto la fractura de pelvis, fémur, rodilla, tibia y peroné, tobillo y pie.

- FRACTURA DE PELVIS

Constituyen el 3% de todas las lesiones esqueléticas y el 2% de las admisiones de un hospital. La mortalidad global debido a esta lesión supone un 8%. Las fracturas por alta energía son debidas en el 60% de los casos a accidentes de tráfico, englobándose en el contexto de politraumatizado grave.

- Clínica: La sintomatología dependerá de la inestabilidad de la fractura. Entre las manifestaciones sistémicas, la más importante es el shock hipovolémico hemorrágico ya sea por la fractura en sí o por las lesiones asociadas, que pueden ser potencialmente mortales o generadoras de graves complicaciones (puede producirse una pérdida hemática superior a 4 litros). Entre las lesiones asociadas inmediatas cabe destacar: lesiones de uretra y/o vejiga (5% de las fracturas pelvianas), lesión del intestino, rotura del diafragma abdominal íleo paralítico, lesiones neurológicas y vasculares.

- Tratamiento: En las fracturas leves está indicado el reposo y tratamiento sintomático. Sin embargo, a mayor gravedad requieren asistencia especializada hospitalaria prestando especial atención en el shock hipovolémico. Estas fracturas deberán ser estabilizadas lo más rápidamente posible mediante hamacas de suspensión pélvica, tracciones sobre los miembros inferiores o incluso fijadores externos. [18,25,26]

- **FRACTURA DE FEMUR**

Las fracturas bilaterales del fémur representan una lesión potencialmente mortal a causa de la hipovolemia, pudiendo llegar a una pérdida hemática de hasta dos litros de sangre por cada fémur.

- Clínica: Dolor intenso, espasmos del músculo cuádriceps y acortamiento de la extremidad afectada.

- Tratamiento: Uso de férula de tracción. Existe en la actualidad varios tipos de inmovilización y tracción, como la de Thomas, Hare o de Sager, cada una de las cuales tiene su propia aplicación única en el tratamiento de las fracturas femorales. Los dispositivos más utilizados para la fijación son: los fijadores externos, agujas percutáneas y placas. [27,28]

HERIDAS ACCIDENTALES TRAUMÁTICAS

- FRACTURA DE RODILLA

Las fracturas rotulianas se presentan en común por luxaciones resultantes de transmisión de una gran fuerza y pueden asociarse con lesiones de los vasos poplíteos.

- Clínica: Dolor intenso y deterioro de la circulación distal
- Tratamiento: No se debe intentar reducir la desviación de la rodilla. Inmovilizar las fracturas de la rodilla tal y como se las encuentra, debido a la proximidad de las articulaciones proximales y distales, así como al potencial compromiso neurovascular.[28, 29]

- FRACTURAS DE TIBIA Y PERONÉ

Estas fracturas pueden producirse de una forma independiente o como resultado de un golpe directo.

- Clínica: Dolor progresivo, disminución de la sensibilidad y debilidad de la región inferior de la pierna.
- Tratamiento: Los objetivos de la inmovilización son proporcionar estabilidad al tiempo que se mantiene la función neurovascular. A veces las fracturas proximales obligan a usar un dispositivo de tracción para reducir el a cabalgamiento de los extremos óseos, controlar la hemorragia interna y reducir el dolor.[28]

- FRACTURA DE TOBILLO

Por lo general, las fracturas de tobillo consisten en lesiones del tejido conectivo (ligamentos).

- Clínica: Dolor intenso, deterioro de la circulación distal, y deformidad del tobillo.
- Tratamiento: La inmovilización de las fracturas del tobillo sigue siendo los mismos principios de la inmovilización de las fracturas que afectan a las articulaciones, incluyendo el pie y la mitad distal de la pierna. El método más común es una férula con almohada. Se amolda al tobillo y se eleva la extremidad favoreciendo la reducción de la inflamación articular.[28]

- FRACTURA DE PIE

Por lo general se asocian con luxaciones y esguinces. Las lesiones secundarias a la carga axial pueden tener como resultado fracturas del calcáneo.

- Clínica: Dolor intenso, deterioro de la circulación distal, y deformidad del pie

- Tratamiento: Pueden emplearse las férulas de moldeamiento como la de almohada o férulas comerciales diseñadas especialmente para aplicar sobre el pie.[28]

5.2 TRAUMATISMOS DE MIEMBROS SUPERIORES (MM.SS)

A continuación veremos los traumatismos más importantes presentes en las consultas diarias de enfermería, son aquellos concernientes al hombro, omoplato, clavícula, húmero, codo, antebrazo, extremidad proximal del radio, lesiones traumáticas en la mano, así como fracturas de los metacarpianos.

- TRAUMATISMOS DEL HOMBRO

El hombro es un concepto anatómico regional que hace referencia a la zona superior y lateral del tronco, donde nace el brazo. Tiene más importancia su acepción funcional, referida al conjunto de estructuras que hacen posibles la movilidad de la zona de unión del miembro superior al tórax. Se incluyen varias articulaciones, entre las cuales las que abordaremos son la luxación esternoclavicular,y la luxación acromioclavicular. Todas estas articulaciones se mueven sincrónicamente en cualquier postura o movimiento del miembro superior. [29]

– Luxación esternoclavicular:

La articulación esternoclavicular es el único punto de continuidad osteoarticular entre el miembro superior y el tronco, ya que la escápula está realmente suspendida por las grandes masas musculares y la estabilizan sobre el tórax.
Las lesiones traumáticas que alteran la estabilidad de esta articulación son menos frecuentes que las que afectan a la articulación acromioclavicular y tienen menos transcendencia clínica sobre la función del hombro.

o Clasificación: Se clasifica en lesiones no traumáticas (Subluxación)

y lesiones traumáticas (esguinces, subluxación y luxaciones agudas, y luxación recidivante)
- Mecanismo: Puede ser producida por un traumatismo directo o indirecto (activo/pasivo).
- Clínica:
  - Dolor espontáneo a movimiento o presión local
  - Actitud de protección
  - Hombro puede aparecer acortado
  - Las molestias aumentan en decúbito supino
  - La compresión transversal provoca dolor en el punto lesionado
- Diagnóstico:
  - Clínico: estudio bilateral
  - Estudio radiológico: radiografía simple, tomografía, TAC.[29]
- Tratamiento:

-Grado I: esguince: Conservador: frío local durante las primeras 24 horas y luego aplicación de calor. Inmovilización relativa durante los primeros días y AINEs.

-Grado II: subluxaciones: Conservador: medidas locales, inmovilización con Sling o vendaje en 8 durante tres semanas.

-Grado III: luxación completa:

a) Conservador: reducción bajo anestesia e inmovilización con vendaje en 8 o similar.

b) Quirúrgico: en luxación irreductible, complicada y/o inestable.

— Luxación acromioclavicular:

Más frecuentes que las luxaciones esternoclaviculares. Mayor incidencia en varones menores de 50 años.

- Mecanismo: Caídas sobre la mano o el codo en discreta abducción o antepulsión, forzando la articulación en sentido inverso.
- Clínica: Signos locales de dolor, hematoma, si la lesión es grave, con limitación funcional del hombro y desplazamiento craneal de la clavícula apareciendo signo de la tecla positivo.
- Radiología: Las proyecciones anteroposterior y lateral en carga de 3 – 4 kg de peso del lado lesionado.
- Tratamiento:
  - Grado I: rotura de cápsula y ligamento

acromioclavicular sin desplazamientos de la clavícula: Conservador: inmovilización con vendajes de Velpeau, Robert Jones Sling, etc.
- Grado II: rotura de la cápsula y del ligamento conoide y trapezoide, lesión meniscal y la clavícula sufre desplazamiento: Conservador: inmovilización con vendajes de Velpeau, Robert Jones Sling, etc.
- Grado III: existe además rotura de las inserciones musculares, con inestabilidad completa de la articulación: Conservador en pacientes mayores de 35 años y escasa actividad física. Quirúrgico: mediante osteosíntesis y ligamentoplastia en pacientes menores de 35 años o actividad física

- **FRACTURAS DEL OMÓPLATO**

Presentan del 1% al 3 % de todas las fracturas del miembro superior.

- Mecanismo: Grandes traumatismos sobre la parte superior, posterior y externa del tórax, asociándose con fracturas de costillas o clavícula. Las fracturas parcelares se pueden producir por arrancamiento. Para una información más detallada sobre las fracturas del omóplato:

- Tipos:
    - Fracturas del cuello escapular: Pueden tener mal resultado por la afectación articular. Diagnóstico radiológico. Tratamiento ortopédico cuando no existe desplazamiento quirúrgico con osteosíntesis si son formas inestables en pacientes jóvenes.
    - Fracturas de la cavidad glenoidea: Por impacto directo o fracturas parcelares en episodios de luxaciones escapulohumerales. Tratamiento conservador – funcional si no existe desplazamiento o quirúrgico, mediante osteosíntesis, si se detecta desplazamiento interfragmentario.
    - Fractura del cuerpo de la escápula: Son las fracturas más frecuentes, pudiendo ser fractura simple hasta conminuta. Habitualmente, tratamiento ortopédico.
    - Fracturas apofisarias: Coracoides: excepcionales. Por

traumatismo directo o arrancamiento. Proyecciones radiológicas específicas. Tratamiento ortopédico en formas no desplazadas y osteosíntesis en desplazadas. Acromion: más frecuente. Traumatismo directo. Tratamiento conservador[29]

- **FRACTURAS DE LA CLAVÍCULA**

La situación superficial de la clavícula y su posición en la cintura escapular hacen que las fracturas sean muy frecuentes (10 – 16% de todas las fracturas, 40% de todas las del miembro superior).

- Mecanismo: Por caída indirecta sobre la mano o el hombro (75 – 80%), o por traumatismo directo en accidentes varios, asociada o no a otras fracturas.
- Clínica: Dolor, tumefacción e impotencia funcional. Son raras las fracturas abiertas. Dolor a la movilización en recién nacidos. Es necesario el estudio de ambas clavículas en pacientes politraumatizados, así como descartar compromiso neurovascular.
- Radiología: Proyección anteroposterior. En ocasiones, estudios bilaterales y/o estudios con carga del miembro afectado.
- Tratamiento: Conservador en la mayoría de los casos, con distintos tipos de inmovilización: cabestrillo, Sling, Velpeau o vendajes en ocho. Se consiguen de esta forma una consolidación de un 99% de los casos. Se considera de indicación quirúrgica cuando existen fracturas bilaterales con afectación respiratoria, fracturas muy desplazadas con compromiso cutáneo o neurovascular y fracturas de tercio externo que se comportan como luxaciones acromioclaviculares.[30]

- **FRACTURAS DEL HÚMERO**

Las fracturas de húmero representan el 5% de las fracturas en la población adulta. El 75% se localizan en el tercio superior; son muy frecuentes en ancianos, favorecidas por la osteoporosis, siendo tres veces más frecuentes en mujeres. El 75% ocurren en pacientes mayores de 60 años y el 85% son fracturas no desplazadas, con buen pronóstico con tratamiento conservador. En jóvenes se producen por mecanismo indirecto o accidentes.

- Mecanismo:
  - Por traumatismo indirecto: fracturas tras caída sobre la mano extendida. Es el más frecuente en ancianos o personas con osteoporosis.
  - Por traumatismo directo sobre el costado.
  - Patológicas: sobre un tumor, con un traumatismo menor.

- Clínica: Los pacientes pueden presentar dolor, crepitación, tumefacción, edema o hematoma sobre el hombro lesionado y el brazo. No suele existir una gran deformidad, salvo en las fracturas luxaciones. Existe una gran impotencia funcional y los pacientes suelen llevar el codo pegado al cuerpo, en rotación interna y aproximación, siendo la rotación externa muy dolorosa, por lo que paciente intenta bloquear la movilidad del brazo. Es frecuente la aparición de un hematoma, hematoma de Hennequin, que aparece a las 48 horas en cara antero-externa del brazo, junto a la zona de inserción del deltoides. A los 4-5 días se extiende por el antebrazo, pared torácica o la mama. Es fundamental hacer una exploración neurovascular completa para descartar lesiones del plexo braquial, nervio axilar o vasos vecinos.

- Radiología: Radiografía anteroposterior de hombro y lateral en el plano escapular y en la proyección axilar. El escáner o TAC nos permitirá determinar el grado de conminución, descartar las fracturas asociadas de la glenoides y establecer la angulación y el desplazamiento entre los fragmentos, lo que influirá en nuestra decisión terapéutica, quirúrgica o no.

- Tratamiento:
  - Fracturas no desplazadas: inmovilización con cabestrillo o Velpeau colocando el hombro en aducción y en ligera rotación interna y el codo flexionado y pegado al tronco durante, al menos, tres semanas. Existen buenos resultados en cuanto a la consolidación y la recuperación funcional con la aplicación de este tipo de tratamiento siempre que se asocie a fisioterapia precoz.
  - Fracturas desplazadas o fractura-luxación de hombro, especialmente en pacientes jóvenes, está indicado el tratamiento quirúrgico. También lo está en las fracturas de 3 o 4 fragmentos, la fractura estallido de la cabeza o las fracturas por impactación de la cabeza mayores de 40°.

El tratamiento puede variar desde una reducción abierta y osteosíntesis (siempre que se pueda hay que intentarlo, especialmente en pacientes jóvenes) a la artroplastia de sustitución de hombro cuando se trata de una lesión con 4 o más fragmentos en pacientes de edad avanzada o con osteoporosis.[27, 29]

- **TRAUMATISMO DEL CODO**

Es un accidente frecuente, sobre todo en niños. No debe ser considerado como un accidente banal o intrascendente. Un tratamiento descuidado o imprudente, puede llevar a una limitación funcional definitiva.
- Clínica: se presenta con dolor, aumento de volumen difuso, limitación funcional. El examen radiográfico es normal.
- Tratamiento: basta con inmovilizar con un yeso cerrado o en una férula durante diez días; se reinician los movimientos activos con suma prudencia, esperando una recuperación muy lenta. De ello debe ser advertido el paciente o sus padres. Movimientos forzados de estiramiento, flexión o extensión articular sólo lograrán provocar dolor, agravación del edema peri-articular y el riesgo de rigidez es inminente. La normalidad del movimiento se consigue en uno o dos meses.[29]

- **FRACTURAS DEL ANTEBRAZO**

Son relativamente frecuentes, representando el 5% de las fracturas. Aumentan los casos en las primeras décadas de la vida.

En el adulto, son más frecuentes las fracturas conminutas y fracturas abiertas por traumatismos de alta energía, que necesitarán tratamiento quirúrgico.
- Tratamiento:

    o No desplazadas: tratamiento ortopédico, con yeso braquial durante 3 – 4 meses.
    o Desplazadas: reducción ortopédica bajo anestesia, sin permitir ningún desplazamiento residual o tratamiento quirúrgico.
    o Heridas abiertas: tratamiento con fijadores externos.

- **FRACTURAS DE LA EXTREMIDAD PROXIMAL DEL RADIO**

Son las epifisiolisis y fracturas de la cabeza y cuello radial.

- Mecanismo: Casi siempre indirecto por caída sobre la mano. Puede

ir asociada a luxación del codo o a fracturas del olecranon.
- Clínica: Dolor e impotencia funcional sobre todo a la pronosupinación.
- Radiología: Dos proyecciones. En los niños, se realizan estudios comparativos con el lado sano.
- Tratamiento:

    o En los niños, se considera tratamiento ortopédico si el desplazamiento es menor de 3 mm. Si sobrepasa estas medidas, se aconseja tratamiento quirúrgico mediante reducción incruenta.
    o En el adulto, las fracturas de la cabeza radial son muy frecuentes. Se clasifican en fracturas sin desplazamiento, fracturas lineales desplazadas o fracturas conminutas. El tratamiento en las formas simples y en las fracturas lineales si el desplazamiento es inferior a 2 mm con superficie inferior al 30 % se realiza inmovilización durante 2 – 3 semanas y rehabilitación temprana. En casos de fragmentos únicos mayores, se recurre a la osteosíntesis.[29]

- LESIONES TRAUMÁTICAS DE LA MANO

En las lesiones traumáticas de la mano se incluyen las afectaciones del metacarpo y dedos.

Estas estructuras suelen estar frecuentemente comprometidas por traumatismos que producen esguinces, luxaciones, fracturas o luxofracturas debido a accidentes laborales, domésticos deportivos y otros.

- FRACTURAS DE LOS METACARPIANOS

Son frecuentes las fracturas ya sean de rasgo transversal, espiroideo u oblicuo; la fijación anatómica normal de los metacarpianos al carpo y entre sí por los músculos y fascias impide los desplazamientos importantes de ellos y además crean una inmovilización espontánea de los fragmentos fracturados; son muy raros los retardos de consolidación y pseudoartrosis.

- Clínica: Las fracturas de los metacarpianos se producen habitualmente por traumatismos indirectos al ejercerse una fuerza en el eje axial o al dar un golpe de puño, quedando con dolor difuso de la mano y localizado en el foco de fractura; la mano habitualmente se edematiza rápidamente (mano en empanada) y aparecen equimosis tardías en la palma y dorso. Los desplazamientos más importantes a considerar en las fracturas de los metacarpianos son la angulación y el acortamiento; la angulación habitualmente dorsal puede ser fácilmente corregida con tracción del dedo correspondiente y presión digital a nivel del foco de fractura. El acortamiento que habitualmente es mínimo puede ser muy bien tolerado dejando una función normal; en este caso debe advertirse al paciente que en la estética de su mano puede desaparecer el nudillo del dedo correspondiente, al hacerse menos prominente la cabeza del metacarpiano cuando las articulaciones metacarpofalángicas se flectan (mano empuñada).

- Tratamiento: Habitualmente el tratamiento es ortopédico, con una inmovilización con yeso antebraquial más férula digital, para inmovilizar toda articulación metacarpofalángica del dedo correspondiente, por un período de 3 semanas; debe indicarse al paciente tener su mano en alto para disminuir el edema y movilizar los dedos no lesionados. Al retirar el yeso debe insistirse en los ejercicios con flexión y extensión completa de todos los dedos. Es necesario recalcar la precoz aparición de rigideces en los dedos, por lo cual no debe prolongarse la inmovilización más allá de lo necesario e insistir en la kinesiterapia y fisioterapia (aplicación de calor superficial, por ejemplo, mano en agua caliente).[29, 31]

5.3 TRAUMATISMOS CRANEALES

Los traumatismos craneales (TCE) presentan proporciones epidémicas en nuestra sociedad, siendo la causa de muerte más frecuente en pacientes traumáticos con una incidencia del 70% de los casos aproximadamente.

La principal causa de TCE en los países industrializados continúa siendo los accidentes de tráfico. En nuestro país los estudios apuntan a cifras de 85 por cada 100.000 habitantes.

Un TCE es cualquier lesión física o deterioro funcional del contenido craneal secundario a un intercambio brusco de energía mecánica, que provoca una repercusión neurológica. Los clasificamos en TCE sin fractura craneal y TCE con fractura asociada. Visto desde la patología, los dividimos en:

- Contusión/conmoción: recuperación rápida y completa, pérdida de conciencia muy breve.
- Contusión cerebral: alteración del estado de conciencia como delirio, confusión o inquietud.
- Lesión cerebral difusa.[32]

Para una mayor información sobre la clasificación del paciente con TCE desde el punto de vista clinicorradiológico*(Véase Anexo 2)*.[32, 33]

5.4 TRAUMATISMOS TORÁCICOS

El trauma torácico es en la actualidad una parte muy importante dentro de los traumatismos, causando una alta morbilidad y mortalidad. Las causas más comunes a las que es debido esta lesión son en accidentes de tráfico, caídas de gran altura, y la violencia como por ejemplo agresiones con presencia de armas blancas y de fuego.

De forma general se pueden dividir en:

- Trauma torácico abierto o penetrante (normalmente causado por armas blancas o de fuego) son aquellos en los que existe una solución de continuidad de la pared torácica, con disrupción de la pleura visceral, acompañándose, generalmente, de laceración y contusión del pulmón subyacente.

- Trauma torácico cerrado: no hay solución de continuidad de la pared torácica. Existe una afectación de las estructuras osteomusculares de la pared torácica y/o de los órganos intratorácicos por diversos mecanismos de producción: contusión directa, mecanismos de desaceleración y cizallamiento, o aumento de la presión intratorácica[34, 35].

5.5 TRAUMATISMO CRANEAL PEDIÁTRICO

El traumatismo craneoencefálico o TCE se trata de una lesión estructural con o sin alteración fisiológica de la función cerebral, resultado de las fuerzas de aceleración, desaceleración o explosión que provoca un periodo de confusión, desorientación, cambio del estado de conciencia, amnesia (transitoria o no), disfunción neurológica o lesión intracraneal. Son un motivo frecuente en las urgencias. Los traumatismos son una de las causas más frecuentes de mortalidad e incapacidad en los niños.

El tamaño del paciente es muy importante, al igual que conocer sus características físicas, psíquicas y fisiológicas. Su conocimiento es muy importante para realizar un diagnóstico y tratamiento precoz[32, 36].

- Causas de trauma craneal:
- La etiología del trauma craneal varia con la edad:
  – Niños menores de 2 años: caídas y maltrato.

HERIDAS ACCIDENTALES TRAUMÁTICAS

- Niños entre 2 -10 años: accidentes de tráfico, caídas y accidentes de bicicleta.
- Niños mayores de 10 años: deportes, accidentes de tráfico y bicicleta.

Los accidentes de circulación son la causa del traumatismo craneal grave más frecuente en todos los grupos de edad.

- Clasificación: Según la gravedad se realizará mediante la escala de Glasgow [Glasgow Coma Scale (GCS)], adaptada a niños:
  - TCE leve: pérdida de conciencia menor de 5 minutos y GCS de 14-15.
  - TCE moderado: pérdida de conciencia mayor a 5 minutos y GCS 9-13.
  - TCE grave: GCS igual o menos a $8^{37, 38, 39, 40}$

Para una información más detallada sobre la escala de Glasgow[36] *(Véase Anexo 3)*.

- Actuación enfermera ante un TCE:

  - Inmovilización cervical.
  - Comprobar permeabilidad de la vía aérea.
  - Respiración.
  - Monitorización continua de constantes.
  - Nivel de conciencia: Escala de Glasgow, control neurológico c/2 horas.
  - Respuesta pupilar.
  - Valoraremos la *postura*, flaccidez o rigidez de las extremidades.
  - Administrar oxígeno.
  - Canalizar una vía venosa periférica.
  - Vigilar síntomas que nos indican empeoramiento: disminución GCS, cefalea, vómitos, agitación, etc.
  - Reposo absoluto.
  - Dieta absoluta o blanda, según gravedad del TCE.
  - Control del dolor: analgesia no narcótica. Administración de medicación según prescripción. Si fuese necesario: antitusígenos y evitar estreñimiento para que no se incremente la PIC.
  - En el caso de que el Glasgow < 9: asegurar la vía aérea mediante la intubación.

— Preparación e información para pruebas diagnósticas[37, 38, 39, 40]

Para una mayor información sobre los signos vitales normales según la edad en pacientes pediátricos[36, 38] *(Véase Anexo 4).*

- Pruebas complementarias:

  - TAC craneal. Se trata del examen de elección. *Permite diferenciar la existencia de sangre intracraneal y diagnosticar los hematomas.*
  - RX cráneo. Orientada por el sitio del impacto (Rx lateral izquierda o derecha, RxTowne). Permite objetivar fracturas de la bóveda craneal.

Si se llevara a cabo el ingreso hospitalario también se realizaría la extracción de sangre para obtener hemograma y bioquímica. Si se llevase a cabo una intervención quirúrgica también se extraería coagulación y realización de pruebas cruzadas [38, 39].

- Recomendaciones domiciliarias:

  - Observar cambios de carácter: irritabilidad, confusión. Si el niño es pequeño y llora más.
  - Somnolencia, resulta difícil despertarlo.
  - Aparece confusión, desorientación.
  - Dolor de cabeza persistente
  - Alteración en la visión o desigualdad en el tamaño de las pupilas
  - Vómitos persistentes
  - Torpeza, inquietud, falta de coordinación y/o equilibrio, pérdida de fuerza en alguno de los miembros
  - Secreción de LCR o sangre por los oídos o la nariz
  - Convulsiones.

5.6. PROBLEMAS COMPLEMENTARIOS

- SÍNDROME COMPARTIMENTAL

Se produce cuando la presión dentro de un compartimento muscular se eleva hasta llegar a interferir con la circulación, comprometiendo la integridad neurovascular. Esta presión puede verse alterada por hematomas, edemas o hemorragias.

Para una mayor información sobre los mecanismos de producción, *(Véase Anexo 5)*[41]

HERIDAS ACCIDENTALES TRAUMÁTICAS

- Clínica:

    o Dolor intenso y progresivo, desproporcionado con la lesión existente
    o Disminución de la sensibilidad al tacto
    o Debilidad de la extremidad comprometida
    o Inflamación a tensión
    o Pérdida del pulso (confirmada con Doppler) [18, 41]

- Tratamiento: Se debe retirar todo los elementos que compriman la extremidad; vigilar los pulsos, el llenado capilar, valorando sensibilidad, amplitud de movimientos, temperatura del miembro y dolor. Las inyecciones subfaciales de hialorunidasa también estás indicas. La fasciotomía es un tratamiento de urgencia para liberar el compartimento afectado.[41]

6 CUIDADOS

Todos los profesionales de Enfermería precisamos tener aquellos conocimientos y habilidades necesarios para la cura y trato ante una herida accidental traumática. Y a continuación explicaremos aquellos conceptos sobre el abordaje de una herida traumática, como es una evaluación previa y la disposición del material necesario para proceder a su limpieza y tratamiento.

6.1. EVALUACIÓN CLÍNICA DE LA LESIÓN.

A modo de recordatorio, trataremos brevemente la valoración de la herida: primer paso en el tratamiento de cualquier lesión, que goza de suma importancia para alcanzar nuestro fin último que es el de conseguir una cicatrización temprana y sin complicaciones. Cuando se nos presenta una herida, la primera valoración la realizamos los enfermeros, quienes decidimos si será atendida por nosotros durante todo el proceso, o si lo derivaremos, como problema de colaboración, a otras competencias asistenciales[42]. Esto es debido a que debe tratarse de manera multidisciplinar, y entre ellos, el papel de enfermería en este tipo de heridas resulta muy importante. Para ello, atenderemos a los siguientes ítems[42]:

- Causa de la lesión traumática.
- Tiempo de evolución: desde que se produjo la herida hasta la demanda de asistencia, podemos diferenciar dos fases:
    - 6-8 horas.
    - A partir de 6-8 horas.
- Localización de la zona anatómica afectada.
- Extensión: longitud y profundidad.
- Exploración de la función vascular, sensitiva y muscular[43].

- Grado de contaminación y posibilidad de cuerpo extraño[44].
- Presencia de dolor: en algunos casos será necesario la administración de analgésicos y/o sedantes[44,45].

– Anamnesis.

Debemos registrar en la anamnesis los resultados de estos ítems (descripción de la lesión: aspecto, bordes, tamaño, etc.) de manera detallada, completa y sistemática ya que todas estas características de la herida serán relevantes a la hora de decidir el tratamiento, anestesia, estrategias de cierre y elección del apósito[45,46]. Así mismo, es imprescindible registrar otras patologías de base y fármacos prescritos que pudiesen tomar partido en la evolución de la herida, diferencias en relación con la anterior cita, proceso de la cura, productos utilizados, etc., asegurando una continuidad en los cuidados. Todo ello, con el fin de observar una evolución tanto favorable como desfavorable de la herida, y en cuyo caso, aplicar las medidas oportunas[46].

– Evolución de la herida.

Gracias a una trabajada y metódica anamnesis podremos comparar los cambios producidos a lo largo del proceso de curación y, de esta forma, analizar la evolución. Estaremos ante una evolución[46]:
  - Favorable: si presenta abundante tejido de granulación, con bordes planos y color nacarado.
  - Desfavorable: si presenta tejido necrótico y de fibrina, más otros signos de infección que veremos a continuación.

6.2 TRATAMIENTO

De forma general, debemos comenzar por saber que los objetivos de todo tratamiento de heridas son:
- Controlar consecuencias inmediatas, como hemorragias, lesiones internas, etc[43].
- Aislar la herida del medio externo con el fin de prevenir complicaciones tardías como la infección[43,46].
- Eliminar el tejido desvitalizado, favoreciendo el proceso de cicatrización y alcanzar la restitución anatómica de la zona[43,46].

Existen varios aspectos que debemos considerar:

– LIMPIEZA DE LAS HERIDAS

Con la limpieza de la herida se pretende la eliminación de suciedad, cuerpos extraños y retos de materia orgánica (sangre, tejidos necróticos) que favorecerían la infección. Para ello se utiliza suero salino sobre la herida y sólo se utilizaran antisépticos para desinfectar la piel perilesional.

En el caso de que existan cuerpos extraños se extraerá con pinzas. Si la zona posee abundante bello es preferible cortarlo en lugar de rasurar para evitar microabrasiones que pueden ser objeto de riesgo de infección.

- FÁRMACOS

o ANESTÉSICOS LOCALES

Los anestésicos locales actúan bloqueando la despolarización y conducción nerviosa mediante el bloqueo de los canales de sodio. La vía habitual de uso será parenteral (intradérmica, subcutánea e intramuscular), pero la vía de administración dependerá de la localización de la herida.

Los anestésicos locales son derivados del ácido paraaminobenzoico. Y se clasifican en dos grupos dependiendo de la unión tipo éster o amida de sus moléculas:

- Anestésicos locales tipo éster:

Este grupo presenta mayor probabilidad de reacciones alérgicas y reacciones cruzadas entre los mismos y con otros fármacos. Por lo que se usa en fórmulas tópicas. Son anestésicos de este grupo: Tetracaína (*Gingican®, Colicursí anestésico®, Topicaína®*); Novocaína (*Anestidermia®, Venocaína®*); Benzocaína (*NTB®*); Procaína (*Procaína clorhidrato®*).

- Anestésicos locales tipo amidas:

Este grupo posee menor probabilidad en efectos secundarios, son muy eficaces y los más utilizados para su infiltración. Son anestésicos de este grupo: Lidocaína 1 y 2% (*Lincaína®, Xilonibsa®...*); Mepivacaína al 1-2-3%(*Scandinibsa®, Scandicaín®*); Bupivacaína al 0,25- 0,5%(*Svedocain®*).

Pueden asociarse vasoconstrictores (Adrenalina al 1/1000) a los anestésicos locales cuando se quiere prolongar el efecto de éste o se necesite aumentar la dosis, debido a que la vasoconstricción retardada la absorción del fármaco, prolongando así su efecto y disminuyendo su toxicidad, además de disminuir el sangrado.

La elección del anestésico debe hacerse en función del tiempo de anestesia que precise, de su rapidez de acción y de la cantidad de anestesia, según las necesidades de cada caso. Es importante también tener en cuenta a la hora de elegir el fármaco conocer su manejo y estar habituado a su uso. La concentración del anestésico para infiltración local no debe superar el 2%[47,48].

o SOLUCIONES ANTISÉPTICAS

Para la elección del antiséptico debemos de diferencias dos conceptos:

Para que un antiséptico sea efectivo es preciso que al aplicarse reduzca el número de colonias presentes en un gramo de tejido tratado por debajo de 100.000 en menos de 5 minutos y que elimine, al menos, cuatro tipos de cepas bacterianas de referencia. Las más habituales son staphylococcus aureus, escherichia coli, pseudomonaaeruginosa, proteusmirabilis, candidaalbicans, enterococos y microbacterias.

A continuación podemos observar los productos que más se utilizan:
- Povidona yodada: en el mercado las más comunes son la solución dérmica y la jabonosa. Su principal función es bactericida pero se inactiva en presencia de materia orgánica, es citotóxico, reacciona con los principios activos de algunas pomadas alterando sus efectos e inactiva a desbridantes enzimáticos como la colagenasa. Entre sus propiedades cabe destacar:
  - Espectro: Gram +, Gram -, virus, hongos.
  - Inicio de actividad: 3 minutos.
  - Duración: 3 horas.
  - Acción frente a materia orgánica: inactivo.
  - Seguridad: retrasa crecimiento tejido de granulación.
  - Toxicidad: irritación cutánea, absorción sistémica yodo.
  - Contraindicaciones: Embarazo, neonatos, lactantes, pacientes con alteraciones tiroideas.

- Alcohol: es una de las sustancias más tradicionales dentro de nuestra profesión. La concentración en la que alcana el efecto antiséptico es al 70%. Su acción es bactericida, se usa mucho en acondicionamiento cutáneo previo a técnicas de punción. No se debe usar en heridas debido a que es muy irritante y ocasiona dolor local. Frente a materia orgánica se inactiva y genera un coagulo que protege a las bacterias supervivientes[4]. Las propiedades a destacar son las siguientes:
  - Espectro: Gram +, Gram -, virus (VIH, citomegalovirus)
  - Inicio de actividad: 2 minutos.
  - Duración: sin efecto residual.
  - Acción frente a materia orgánica: inactivo.
  - Seguridad: altamente inflamable.
  - Toxicidad: irritación cutánea.
  - Contraindicaciones: heridas abiertas.

- Gluconato de clorexidina: conocido comercialmente con varios nombres, pero el más conocido es Cristalmina. Es un bactericida de amplio espectro, no irritante de

absorción nula. Su actividad apenas es interferida en presencia de materia orgánica. Al aplicarse produce poco dolor en heridas y se puede utilizar en aquella población más sensible como por ejemplo, neonata, lactante y embarazada. Sus propiedades son:
- Espectro: Gram +, Gram - (pseudomonas), virus, esporas, hongos.
- Inicio de actividad: 15-30 segundos.
- Duración: 6 horas. Acción frente a materia orgánica: activo.
- Seguridad: en concentraciones superiores al 4% puede dañar los tejidos.
- Toxicidad: no tóxico.
- Contraindicaciones: no descritas.

- Agua oxigenada: está muy discutido su efecto bactericida, su actividad estaría basada en la doble actividad ocasionada por la efervescencia, desbridante de tejido necrótico y aporte de oxígeno en lesiones anaerobias. Es un buen desodorante ya que elimina el mal olor por su acción oxidante.
  - Espectro: Gram +, Gram -, virus.
  - Inicio de actividad: inmediato.
  - Duración: sin efecto residual.
  - Acción frente a materia orgánica: inactivo.
  - Seguridad: inactivo en presencia de aire y luz.
  - Toxicidad: irritante en las mucosas.
  - Contraindicaciones: peligro de lesionar tejidos en cavidades cerradas, riesgo de embolia gaseosa.

- Cloruro de benzalconio: según las instrucciones de envase debe de ser utilizado en disolución acuosa. El más popular es el Armil®.
  - Espectro: Gram +, menos sensibles Gram -, algunos virus y hongos.
  - Acción frente a materia orgánica: inactivo.
  - Seguridad: puede provocar sensibilización, dermatitis de contacto, contraindicado en cura oclusiva (quemadura química por permanencia.
  - Toxidad: ligera absorción sistémica.
  - Contraindicaciones: incompatible con yodo,

nitrato de plata, permanganato potásico, lanolina, compuestos de zinc[48,49].

- SUTURAS

Una sutura es aquella costura empleada para unir los extremos de una herida. Pueden ser absorbibles y no absorbibles (capaz de resistir los procesos de absorción y degradación enzimática).

- Material de sutura: Es necesario que posea resistencia a la tracción, ésta es mayor a medida que aumenta el diámetro del hilo. El material de sutura debe causar la mínima reacción de cuerpo extraño para que pueda realizar su función correctamente.
  - Hilos de sutura: Su calibre varía desde 10, siendo el más grande, hasta 12/0, el más pequeño. Los más utilizados son:
    - Seda: No reabsorbible, muy flexible, y resistente.
    - Lino: No reabsorbible, constituida de fibras vegetales. Mantiene muy bien la tensión de los nudos.
    - Ethylon (nailon): no reabsorbible, monofilamento, sintético. Poca seguridad en el nudo.
    - Prolene (prolipropileno mono o multifilamento): Sintética no absorbible, recomendada en infecciones y en situaciones en las que se precisa de una mínima reacción tisular (cirugía vascular, plástica, reparación de nervios).
    - Dexon (ácido poliglicólico) y vicryl (poliglactin 910), ambos se degradan por hidrólisis química, no enzimática. Ambos son multifilamentos trenzados, duran 120 y 90 días respectivamente. Adecuados para las suturas internas no vasculares.
    - PDS (polidioxanona): conserva la resistencia durante mucho tiempo (56 días) y se reabsorbe entre los 180 y 190 días. Causa poca reacción tisular.
    - Acero inoxidable: se prepara monofiliar y multifilar trenzado, este último es más resistente y manejable. Se utiliza sobre

todo en estructuras óseas.

- Suturas mecánicas: son grapas con sistema de corte.
- Ligaduras mecánicas: Clip para hemostasia.
- Grapas de titanio: Son las más utilizadas y también puede denominarse sutura mecánica. Está indicada para el cuero cabelludo, y no debe emplearse para zonas como el cuello, manos o pies. Las ventajas de este material es que es de fácil uso y rápidas, y sencilla retirada.
- Esparadrapos quirúrgicos: Se denominan Steri-Strip y usan para laceraciones y evitar tensión. Se aconseja para heridas pequeñas, lineales, superficiales y sin tensión. No se debe de aplicar en superficies de flexión o articulaciones. La ventaja es que es indolora, fácil de usar y retirar, y el único inconveniente es que no se puede mojar.

o Adhesivos tisulares: Son los menos utilizados, compuestos por ácido cianocrílico. Se trata de un adhesivo sintético que se polimeriza al entrar en contacto con los tejidos del organismo provocando una hemostasia y manteniendo así unidos los tejidos. Su ventaja es que tiene escasa reactividad cutánea, y de rápido uso sin necesidad de punción y puede ser aplicado en pediatría. Los inconvenientes son que no puede ser empleado en superficies pilosas, escasa tensión de soporte en algunas heridas y no puede humedecerse[50,51].

- RETIRADA DE SUTURAS: Antes de retirar los puntos de sutura se debe valorar nuevamente la herida. Existen unos tiempos aconsejados de permanencia mínima de la sutura que varían en función de la localización de la herida y de la edad del paciente. En general cicatrizan mejor y más rápido los niños mientras que los que peor son los ancianos, personas inmunodeprimidas y personas con trastornos de alimentación[49,51]. Para una mayor información sobre el tiempo mínimo aconsejado de permanencia de las suturas, *(Véase Anexo 6)*[49].

7 VACUNACIÓN

Es muy necesario realizar una profilaxis antitetánica en las heridas que se presenten contaminadas debido a que las esporas del *Clostridiumtetani* se encuentran ampliamente difundidas en la naturaleza y aprovechan heridas sucias, con polvo, agua de mar, tierra o heces para germinar, congelación, mordeduras, quemaduras o heridas con importante grado de pérdida de continuidad de la piel o heridas traumáticas profundas, e incluso heridas contaminadas con cuerpos extraños, fracturas que presenten además heridas, y heridas que requieren intervención quirúrgica para su trato pero no ha sido intervenida antes de las 6h, y en sepsis sistémica. Estas son las llamadas heridas "tetanígenas" debido a que suelen favorecer la anaerobiosis[52,53,54]. También nos podemos encontrar con heridas de alto riesgo en caso de que la herida contenga gran cantidad de material contaminado que pueda poseer esporas o en heridas con grandes zonas de tejido desvitalizado[54].

Una vez que la herida se limpie cuidadosamente y en caso necesario, se desbride, procederemos a la administración del toxoide tetánico y diftérico (Td) o la inmunoglobulina antitetánica (IGT) respectivamente. Podemos hacer mención a que en las heridas limpias no es necesario administrar el IGT, basta con el toxoide si procede según la tabla que a continuación veremos, y en caso de que el paciente que presente herida tetanígena sea inmunodeprimido o adicto a drogas por vía parenteral (ADVP), será necesario administrar el IGT independientemente del estado de vacunación para prevenir[54].

- Nociones de administración

Es necesario administrar las vacunas compuestas por toxoide tetánico en diferentes lugares según la edad:

- En niños menores de 3 años: Se inyectará en la zona antero lateral externa del muslo.
- En niños mayores y adultos: Se inyectará en deltoides.

Hay que recordar que siempre por vía intramuscular, a no ser que el paciente tenga problemas de coagulación, que en este caso reduciremos el sangrado si la administramos por vía subcutánea.

Si es necesario administrar el IGT, se administrará en una zona diferente a donde hemos introducido el toxoide. Será en una dosis de 250 UI por vía intramuscular, y en caso de heridas de alto riesgo como anteriormente comentamos, o que hayan pasado más de 24h, se aumentará la dosis a 500 UI[54].

No administrar la vacuna en caso de fiebre o antecedentes de episodios de anafilaxia a algún componte de ésta, o haber padecido síndrome de Guillain-Barré o neuropatía periférica seis semanas posteriores a su administración[54].

- Posibles reacciones adversas por la vacunación

Ocasionalmente puede producirse efectos adversos tras inoculación de la vacunación antitetánica, sin embargo en su mayoría suelen ser leves y transitorios. Podemos referirnos tanto a reacciones locales, como son dolor, enrojecimiento, hinchazón en la zona de punción o aparición de un pequeño bulto duro, y linfadenitis. Como a reacciones sistémicas referentes a fiebre, dolor muscular, cefalea, irritabilidad, vómitos, diarreas, erupción cutánea, artralgias y adenopatías generalizadas[55].

La causa de estos efectos no deseados puede ser debida a la propia vacuna, modos de refrigeración de la misma, e incluso a sustancias que se añaden para evitar su contaminación[55].

- Formas de presentación

Existen varias formas de presentación, que nos puede resultar útiles a la hora de identificar qué fármaco administrar[54,56]:

- TT: Toxoide tetánico aislado.
- Td: Toxoide tetánico combinado con diftérico tipo adulto (>7 años)
- TD: Toxoide tetánico combinado con diftérico tipo infantil.
- dTpa: Toxoide tetánico y diftérico con vacuna

antitosferinaacelular tipo adulto.
- DTPa: Toxoide tetánico y diftérico con vacuna antitosferinaacelular tipo infantil.
- DTpa, VPI, Hib: Es una forma pentavalente de la vacuna.
- DTPa, VPI, HiB y HB: Es una forma hexavalente de la vacuna.

La recomendada para dosis de refuerzo en profilaxis antitetánica en heridas es la Td (toxoide tetánico combinado con diftérico).

8 DOLOR

Metódicamente para todo tipo de los traumatismos se hará uso de la analgesia para paliar el dolor, sin olvidar que siempre se llevará a cabo bajo prescripción médica.

El uso de diferentes tipos de analgesia, además de paliar el dolor del paciente, nos facilitará llevar a cabo las consiguientes pruebas diagnósticas que se requieran y nos ayudarán con la manipulación física que requiere la exploración clínica de éstos.

Antes de aplicar uno u otro tipo de analgesia se hace necesaria la valoración del dolor, con el fin de poder identificar el tratamiento más correcto y verificar su evolución (grado de éxito alcanzando con la aplicación de analgésicos y tratamientos de la herida traumática). Para ello existen diversas escalas de valoración del dolor, el uso de éstas nos ayudan a cuantificar la percepción subjetiva del dolor por parte del paciente, en concreto hablaremos de la Escala analógica visual (EVA) y de su variante, la escala analógica visual (EVA) modificada[57,58,59]:

- Escala analógica-visual (EVA): Consiste en enseñar la escala al paciente y que elija un número del 0 al 10 según la intensidad de dolor que sienta, donde cero significa que no existe dolor y 10 significa máximo dolor posible. *(Véase Anexo 7)*[59].
- Escala analógica-visual (EVA) modificada: Similar a la anterior pero con el aditivo de las caras. Suele utilizarse en pacientes de corta edad al ser fácilmente comprensible. *(Véase Anexo 8)*[59].

A continuación vamos a ver un muy breve esquema de los tres escalones terapéuticos:

- Primer escalón
    - Analgésicos no opioides:
        - Salicilatos

- Paracetamol
- Metamizol

– Antiinflamatorios no esteroideos:
  - Ketorolacotrometanol: presentado en ampollas de 30mg. Dosis: 30mg/8h.
  - Diclofenaco: presentado en ampollas de 75mg. Dosis: 75mg/24h
  - Naproxeno
  - Indometacina
  - Ibuprofeno
  - Dexibuprofeno
  - Piroxicam

- Segundo escalón:
  – Opiáceos menores:
    - Codeína
    - Dihidrocodeína
    - Tramadol: ampollas de 100mg. Dosis hasta 100mg/6h. En perfusión: 3 ampollas en 500cc de suero glucosado al 5% a un ritmo de 21-42 ml/h. Con el tramadol evitamos la depresión respiratoria.

- Tercer escalón:
  – Buprenorfina.
  – Solución acuosa de morfina.
  – Sulfato de morfina de liberación inmediata.
  – Sulfato de morfina de liberación controlada.
  – Cloruro mórfico: ampollas de 1 ml con 10 mg.
  – Fentanilo.
  – Meperidina[60,61,62].

Junto con éstos, a veces se hace uso de medicación coadyuvante como pueden ser los esteroides o las benzodiacepinas.

- Los esteroides suelen utilizarse para el dolor óseo y los más usados serían:
  – Metilprednisolona: la presentación más usada sería la de 20 y 40mg.
  – Dexametasona: presentación en viales de 1ml con 4mg, 2ml con 8mg, y 5ml con 40mg.

- Las benzodiacepinas: para tratar la ansiedad:
  - Midazolam: presentado en ampollas de 3ml con 5mg y 5ml con 5mg.
  - Lorazepam: lo encontramos en comprimidos de 1mg.

Normalmente haremos uso de estos fármacos por vía intravenosa, por llevarse a cabo un efecto más rápido, se controla mejor y nos permite mantener niveles estables de analgesia.

Dentro de los analgésicos más conocidos encontraríamos el paracetamol, el metamizol(ambos, analgésicos no opioides).
- Paracetamol: los encontramos en frascos de 100ml con 1 g . de analgésicos. Dosis: 1g c/6h.
- Metamizol: en ampollas de 2g; dosis: 2g c/6h. La recomendación sería diluir el contenido de la ampolla en suero de 100ml.

Ante dolores intensos se utilizarán opiáceos; pero no todos podrían usarse, ya que algunos empeorarían la función respiratoria, afectada en ciertos traumatismos. Uno de los más usados por su efecto analgésico y evitar la depresión respiratoria sería el tramadol.

Analgesia en pediatría: Son algunas más de los que vamos a ver a continuación, pero vamos a hacer mención de los más usados y conocidos; entre ellos estarían:
- Ibuprofeno: presentado en solución de 100mg/5ml o sobres de 200mg, ambos para vía oral. Dosis: 1ml/kg/día, repartido en tres tomas.
- Metamizol magnésico: supositorios de 500mg (vía rectal). Dosis: 5-10mg/kg/6-8 horas. No se hace uso en menores de 3 meses.
- Paracetamol: podemos encontrarlo en suspensión de 120mg/5ml, gotas de 100mg/ml, supositorios de 150mg y 300mg. Dosis: 10-15mg/kg/4-6 horas o 50mg/kg/día por vía rectal u oral[63].

9 RESUMEN

Si no fuera por nuestra piel no sería posible la recuperación de las heridas accidentales traumáticas, debido a que forma parte de importantes funciones como son principalmente de protección ante factores externos (bacterias y sustancias químicas) e internas (temperatura), regulación de la temperatura corporal, producción de vitamina D, prevención de la deshidratación, nocireceptiva, emuntoria, y Melanogena o de pigmentación.

Como hemos mencionado en otros apartados, el mundo de las heridas es muy amplio y complejo, sin olvidar que debemos adaptarnos a cada herida y cada paciente que la presenta, puesto que cada individuo conllevará características propias de por sí.

Nos vamos a encontrar diversas heridas: Contusiones; las cuales van a variar en su gravedad según el mecanismo lesional y la afectación al organismo; Heridas, en las que diferenciaremos si son de tipo incisa, punzante, laceraciones, abrasiones, avulsiones, etc. Al diferenciarlas podremos saber qué tipo de actuación debemos llevar a cabo; sólo desinfección o cura, sutura, o reparación o intervención quirúrgica. Dentro de las lesiones del aparato locomotor, divididas en esguinces, luxaciones y fracturas, también van suponer que se lleve a cabo distintas actuaciones o tratamientos (convencionales o quirúrgicos) dependiendo si nos encontramos ante esguinces, luxaciones o fracturas; las cuales pueden ser abiertas o cerradas. Finalmente las quemaduras las dividimos en cuatro grados, según el tejido que queda afectado; y a su vez clasificadas por el factor que las produce en: térmicas (por frío o por calor), las químicas, eléctricas y por radiación. Puesto que son heridas y lesiones muy diferentes, cada una conllevará un determinado tratamiento o abordaje.

A veces estos traumatismos no generan una herida abierta pero producen sus daños internamente; para poder clasificarlas mejor las dividimos en lesiones de miembros superiores, inferiores, torácicos y traumatismos craneoencefálicos. Una vez llevado a cabo su tratamiento, en el caso de la realización de vendajes o yesos, habrá que prestar atención por si se presenta el caso de un Síndrome compartimental, provocando una disminución del flujo sanguíneo y produciendo necrosis muscular y nerviosa. En el caso de los TCE, prestaremos gran atención por su complejidad. Para la valoración neurológica inicial va a ser muy útil el uso de la Escala de Glasgow, cuya resultado además de la clínica aparente nos permitirá clasificarlos en leves, moderados y graves. Dentro de ellos, hacemos especial mención a los TCE pediátricos, puesto que en muchas edades los niños no son capaces de comunicarse con exactitud, por lo que atenderemos a una escala adaptada y los síntomas y signos que presenten.

En el abordaje de las heridas hemos visto los distintos tipos de desinfectantes, anestésicos, curas y suturas. En cuanto al proceso de cicatrización de la herida, está formado por cuatro fases, a través de las cuales se restauran los tejidos afectados mediante el crecimiento, reparación y estimulación de éstos. Las fases son: Inflamatoria o de reacción, de coagulación, de proliferación o regeneración/granulación y de maduración o remodelación de la herida.

A su vez, la cicatrización y posteriormente cura de dicha herida traumática puede realizarse por primera intención (cierre rápido de la herida sin complicaciones), por segunda intención (cuando la herida no puede cerrarse por primera intención por existencia de tejido de granulación u otras causas como la infección) o por tercera intención (combinación de las dos anteriores).

No debemos olvidar que existen factores que influyen directamente en la cicatrización de la herida, favoreciéndola o por el contrario ralentizándola, como es el caso del peso, edad, hábitos tóxicos (tabaquismo), así como posibles complicaciones (infección), enfermedades asociadas (hipertensión arterial, diabetes) y tratamientos farmacológicos. Estos factores pueden intervenir y dar una serie de complicaciones desviando el proceso normal de cicatrización de la herida.

Otro aspecto fundamental es el evitar las posibles complicaciones de la herida traumática, y entre ellas, contamos con la administración de profilaxis antitetánica atendiendo al calendario vacunal de cada paciente de forma individualizada.

A la hora de abordar una herida no podemos solo actuar en su cura, sino tener en cuenta la profilaxis antitetánica que pueda conllevar, y no abordarlas sin previamente haber hecho un adecuado manejo del dolor. Anteriormente hemos visto muy brevemente la medicación que suele usarse para paliar el dolor, haciendo un recordatorio de los tres escalones de la analgesia; sin olvidar la modificación de dosis en función de si se trata de un adulto o un niño.

El correcto uso de la analgesia proporcionará un mejor estado bienestar al paciente y nos facilitará la exploración física y llevar a cabo las pruebas diagnósticas que se requieran. Sin olvidar que nosotros/as administramos la medicación, pero siempre bajo prescripción médica.

10 BIBLIOGRAFÍA

1. Flores Reyes A, Caballero Marcos L. Guía de Heridas Traumáticas. Notas sobre el cuidado de Heridas. Huelva: Molina Moreno Editores; 2016.

2. Infermeravirtual.com. Tejidos, membranas, piel y derivados de la piel. [Internet]. 2016 [citado 27 Agosto 2017]. Disponible en:https://www.infermeravirtual.com/esp/actividades_de_la_vida_diaria/ficha/piel/tejidos_membranas_piel_y_derivados_de_la_piel.

3. Medlineplus.gov. Capas de la piel [Internet]. 2016 [citado 27 Agosto 2017]. Disponible en:https://medlineplus.gov/spanish/ency/esp_imagepages/8912.htm.

4. Tapia Vitón R. La piel y sus partes. [Internet]. Monografias.com. 2016 [citado 17/09/2017]. Disponible en: http://www.monografias.com/trabajos91/piel-y-sus-partes/piel-y-sus-partes.shtml.

5. García Álvarez Y, Molinés Barroso RJ. Enfermería medicoquirúrgica 4: Piel. Tomo II, 6º Edición. CTO Editorial, S. L. 2014.

6. Allué Gracia MA, Ballabriga Escuer MS, Clerencia Sierra E, Gállego Domeque I, García Espot A, Moya Porté MT. Heridas crónicas: Un abordaje integral. Colegio Oficial de Enfermería de Huesca D. L.: Hu. 214/2012.

7. Guarín-Corredor Claribeth, Quiroga-Santamaría Paola, Landínez-Parra MSc Nancy Stella . Proceso de Cicatrización de heridas de piel, campos endógenos y su relación con las heridas

crónicas. Rev. Fac. Med. 2013 Vol. 61 No. 4: 441-448.
8. Cacicedo González R, Castañeda Robles C, Cossío Gómez F, Delgado Uría A, Fernández Saíz B, Gómez España MV et al. Manual de prevención y cuidados locales de heridas crónicas. [Santander]: Servicio Cántabro de Salud; 2011.
9. Teller PWhite T. The Physiology of Wound Healing: Injury Through Maturation. Surgical Clinics of North America [Internet]. 2009 [citado 13/10/2017];89(3):599-610. Disponible en: http://www.ncbi.nlm.nih.gov/pubmed/19465199.
10. Ponce Valero L, Bermejo Pérez G. Guía de Heridas Agudas. Notas sobre el cuidado de Heridas. Huelva: Molina Moreno Editores; 2016.

11. Andrades y Sepúlveda S, Cicatrización Normal, pag-21-23; 2009. Revista Faculta de Salud - RFS Julio -Diciembre 2010. [Citado en 14/08/2017] Disponible en:
http://www.patricioandrades.cl/w/wp-content/uploads/2011/05/3-Cicatrizaci+%C2%A6n-Normal.pdf
12. Fernández Beltrán F. Tratado sobre Cuidados Críticos en Pediatría y Neonatología. Capítulo 19: Cuidados de heridas y drenajes quirúrgicos. Actualizado 26/02/2014. [Citado en 22 de Febrero de 2017] Disponible en:
http://www.eccpn.aibarra.org/temario/seccion1/capitulo19/capitulo19.htm
13. Revista Española de Cardiología: Novedades en hipertensión arterial y diabetes de 2010. [revista en internet] 2016 Julio. [Acceso 19/9/2017]; 64 (Supl. 1): Pp 20-9. Disponible en:
http://www.revespcardiol.org/es/novedades-hipertension-arterial-diabetes-2010/articulo/13190543/
14. Cifuentes Hoyos V, Giraldo Hoyos A. Factores de riesgo para el pie diabético en pacientes con diabetes mellitus tipo 2. Medellín (Colombia): Grupo observatorio de la salud pública. Facultad de medicina. Universidad CES; 2010. Disponible en:
http://bdigital.ces.edu.co:8080/dspace/bitstream/123456789/893/2/FACTORES%20DE%20RIESGO%20CAUSANTES%20DE%20PIE%20DIABETICO.pdf
15. Iglesias Eguskiza L, Pardo Hernando M, Villanueva Arregui M. Heridas, contusiones y pequeños traumatismos. ELSEVIER. Vol. 16. Núm. 8. Septiembre 2002. Disponible en:
http://www.elsevier.es/es-revista-farmacia-profesional-3-articulo-heridas-contusiones-pequenos-traumatismos-13036530
16. Flores Reyes A, Caballero Marcos L. Heridas Traumáticas.

Notas sobre el cuidado de Heridas. Huelva: Molina Moreno Editores; 2016.

17. Cirugía del paciente politraumatizado. Vol 4. Madrid: Arán Ediciones, S.A; 2001. p.309-360.

18. Meneu Díaz JC, Calvo Pulido J, García-Núñez LM, Moreno Elola A. Fundora Y, Moreno González E. Traumatismos de etiologías especiales. En: Asensio-González JA, Meneu Díaz JC, Moreno González E. Traumatismos, fisiopatología, diagnóstico y tratamiento. Madrid: Jayrpo Editores, S.A. 2005.p. 713-728.

19. JoverNavalón JM, López Espadas F. Traumatismos de pelvis y extremidades. En: JoverNavalón JM, López Espadas F, editores. Cirugía del paciente politraumatizado. Vol 4. Madrid: Arán Ediciones, S.A; 2001. p.285-306.

20. Meneu Díaz JC, Paeiro G, Pérez Saborido B, Moreno González E. Síndrome de aplastamiento. En: Asensio-González JA, Meneu Díaz JC, Moreno González E. Traumatismos, fisiopatología, diagnóstico y tratamiento. Madrid: Jayrpo Editores, S.A. 2005.p.773-781.

21. Chércoles Ruiz MA, Saiz Recena B. Motivo de consulta: Heridas. En: Amezcua Sánchez A, Cachinero Murillo A, De Frutos Muñoz R, et al. Manual de Rutas de Cuidados al paciente adulto. Vol I. 2ª ed. Madrid: Enfo ediciones;2013.p.244-247.

*22.*Roig García JJ, Jiménez Sánchez C, Aguayo Galeote MA, Montero Pérez FJ y Jiménez Murillo L. Fracturas, luxaciones y esguinces: generalidades. Jiménez Murillo L y Montero Pérez FJ. Medicina de urgencias y emergencias. Guía diagnóstica y protocolos de actuación. 3ª Edición. Madrid: ELSEVIER; 2006. p.768-774.

23. Asensio-González JA, Paseiro G, Meneu Díaz JC, Pérez Saborido B, Moreno González E. Lesiones producidas por quemaduras. En: Asensio-González JA, Meneu Díaz JC, Moreno González E. Traumatismos, fisiopatología, diagnóstico y tratamiento. Madrid: Jayrpo Editores, S.A. 2005.p. 739-754.

24. Hachero Rodríguez CM, Peña Pozo IC. Guía de Quemaduras. Notas sobre el cuidado de Heridas. Huelva: Molina Moreno Editores; 2017.

25. Garrido Calvo AM, Pinos PJ, Medrano Sanz S, Bruscas Alijadle MJ, Moreno MJ, Gil Romera I. Quemaduras. ArrchCir Gen Dig 2001 Feb 15. Disponible en:
http//www.cirugest.com/revisiones/Cir03-03-02.htm

26. Meneu Díaz JC, Marqués Medica E, García-Núñez LM, Moreno Elola A, Donat M, Fundora Y. Fracturas pélvicas. En: Asensio-González JA, Meneu Díaz JC, Moreno González E. Traumatismos, fisiopatología, diagnóstico y tratamiento. Madrid: Jayrpo Editores, S.A. 2005.p. 475-484.
27. Roig García JJ, Jiménez Sánchez C, Aguayo Galeote MA, Montero Pérez FJ y Jiménez Murillo L. Fracturas, luxaciones y esguinces. Jiménez Murillo L y Montero Pérez FJ. Medicina de urgencias y emergencias. Guía diagnóstica y protocolos de actuación. 3ª Edición. Madrid: ELSEVIER; 2006. p.797-801.
28. Meneu Díaz JC, Marqués Medica E, García García I, Moreno Elola A,. Fracturas de los huesos largos en el paciente politraumatizado. En: Asensio-González JA, Meneu Díaz JC, Moreno González E. Traumatismos, fisiopatología, diagnóstico y tratamiento. Madrid: Jayrpo Editores, S.A. 2005.p. 537-547.
29. Roig García JJ, Jiménez Sánchez C, Aguayo Galeote MA, Montero Pérez FJ y Jiménez Murillo L. Fracturas y luxaciones del miembro inferior. Jiménez Murillo L y Montero Pérez FJ. Medicina de urgencias y emergencias. Guía diagnóstica y protocolos de actuación. 3ª Edición. Madrid: Elsevier; 2006. p.789-796.
30. Roig García JJ, Jiménez Sánchez C, Martínez López MA, Jiménez Murillo L, Aguayo Galeote MA, Montero Pérez FJ y. Fracturas y luxaciones de la cintura escapular y el miembro superior. Jiménez Murillo L y Montero Pérez FJ. Medicina de urgencias y emergencias. Guía diagnóstica y protocolos de actuación. 3ª Edición. Madrid: ELSEVIER; 2006. p.775-788.
31. Meneu Díaz JC, García sesma A, Moreno González E, Moreno Elola A,. De la Calle Santiuste A. Traumatismo del plexo braquial. En: Asensio-González JA, Meneu Díaz JC, Moreno González E. Traumatismos, fisiopatología, diagnóstico y tratamiento. Madrid: Jayrpo Editores, S.A. 2005.p. 549-563.
32 Meneu Díaz JC, Marqués Medina e, Hernández Gallardo D, Moreno González E. Traumatismos de la mano. En: Asensio-González JA, Meneu Díaz JC, Moreno González E. Traumatismos, fisiopatología, diagnóstico y tratamiento. Madrid: Jayrpo Editores, S.A. 2005.p. 565-574.
33. Montero Pérez FJ, Jiménez Murillo L, Roig García JJ, Calderón de la Barca Gázquez JM y Donnay Brisa G. Traumatismo craneoencefálico. Jiménez Murillo L y Montero Pérez FJ. Medicina de urgencias y emergencias. Guía diagnóstica y protocolos de actuación. 3ª Edición. Madrid: ELSEVIER; 2006. p.747-755.

34. JoverNavalón JM, López Espadas F. Traumatismo craneoencefálico. Conciencia. Escala de Glasgow. En: JoverNavalón JM, López Espadas F, editores. Cirugía del paciente politraumatizado. Vol 4. Madrid: Arán Ediciones, S.A; 2001. p.285-306.
35. Meneu Díaz JC, García Sesma A, Moreno Elola A, Ortega Domene P, Asensio-Gonzalez JA. Traumatismo torácico penetrante. En: Asensio-González JA, Meneu Díaz JC, Moreno González E. Traumatismos, fisiopatología, diagnóstico y tratamiento. Madrid: Jayrpo Editores, S.A. 2005.p. 243-250.
36. Meneu Díaz JC, García Sesma A, Moreno Elola A, Ortega Domene P, Asensio-Gonzalez JA. Traumatismo torácico contuso. En: Asensio-González JA, Meneu Díaz JC, Moreno González E. Traumatismos, fisiopatología, diagnóstico y tratamiento. Madrid: Jayrpo Editores, S.A. 2005.p. 251-264.
37. Meneu Díaz JC, Marqués Medina E, Moreno Elola A, Petrone P, Jiménez Galanes S, Moreno Gonzáles E. Traumatismos en los pacientes pediátricos. En: Asensio-González JA, Meneu Díaz JC, Moreno González E. Traumatismos, fisiopatología, diagnóstico y tratamiento. Madrid: Jayrpo Editores, S.A. 2005.p. 627-636.
38. EmergencyPaediatricsSection,CanadianPaediatricSociety.Management of childrenwith head trauma. Canadian Medical Association Journal 1990;142:949-52.
39. Fernández Cubero JM, Rodríguez Rodríguez JC, Pérez Rielo A. Traumatismo craneoencefálico. En: Perales N (Ed). Avances en emergencias y resucitación. Barcelona: EdikaMed; 1997. p. 121-135.
40. Neuropediatría. Traumatismos craneoencefálicos en el niño .I. De las Cuevas Terán, R.M. Arteaga Manjón-Cabeza . Neuropediatría, Hospital Universitario «Marqués de Valdecilla», Santander. Bol Pedia TR 2000; 40: 109-114
41. Traumatismo craneoencefálico en la infancia. J. Benito Fernández. Jefe del Servicio de Urgencias de Pediatría. Hospital de Cruces (Servicio Vasco de Salud-Osakidetza). Baracaldo. Vizcaya. RevPediatr Aten Primaria. 2007;9 Supl 2:S39-47
42. Asensio-González JA, Meneu Díaz JC, Marqués medina E, Moreno Elola A, Moreno González ML, Herrero ML. Síndrome compartimental. En: Asensio-González JA, Meneu Díaz JC, Moreno González E. Traumatismos, fisiopatología, diagnóstico y tratamiento. Madrid: Jayrpo Editores, S.A. 2005.p. 593-599.
43. Aznar García M.A. Qué se necesita para curar una herida. Manual para el cuidado y tratamiento de heridas. ¿Cómo elegir el

apósito correcto?; 2007: p. 19-24.
44. Rodríguez Rodríguez MJ, Gómez Enrique C. Nursinginterventionsurgent in handinjury: clinical case. Revista Páginasenferurg.com; 2011; 2 (8): 10_17. [Consultado: 16/09/2017]. Disponible en:www.paginasenferurrg.com/revistas/2010/diciembre/heridamano.pdf
45. Ramos Luces O, Molina Guillén N, Pillkahn Díaz W, Moreno Rodríguez J, Vieira Rodríguez A, Gómez León J. Infección de heridas quirúrgicas en cirugía general. Cirugía y Cirujanos; 2011; 79: 349-355.
46. Ordoñez Ropero J, Erdozain Campo ML, Llorens Ortega R. Piel. Manual CTO de Enfermería. Procedimientos y técnicas. 6ª Edición. 2015. ed.: CTO Editorial. p. 1560-1565.
47. Alexander T. Trott M. Heridas y Cortes. Tratamiento y sutura de urgencia. Elsevier; 2017.
48. García Fernández FP, Soldevilla Agreda JJ, Torra i Bou JE. Atención integral de las heridas crónicas; 2ª edición. Grupo Nacional para el estudio y Asesoramiento en Úlceras por Presión (GNEAUPP). SpanishPublishersAssociates, Madrid, 2004.
49. Carrasco Jiménez Mª Sol; de Paz Cruz José Antonio. Tratado de emergencias médicas. Arán ediciones, 2000.
50. Castro Navarro Marlén. Técnicas de enfermería en la asistencia al traumatismo menor. Iavante. Disponible en: https://www.uco.es/servicios/dgppa/images/prevencion/glosarioprl/fichas/pdf/12.MANUALDIDACTICOTRAUMAMENORIAVANTE.pdf
51. Romero AR, Fernández Hermoso I. Suturas. En: A. R. Romero, Manual de cirugía menor en Atención Primaria, Madrid, Ergon, 2008. p. 195-217. Disponible en: http://www.editorial-club-universitario.es/pdf/4383.pdf
52 Hernández Carlos, Jiménez Raúl, Busto Mª Jesús, Zabaleta Jon, Aguinagalde Borja, et. al. Manual sobre suturas, ligaduras, nudos y drenajes. Donostia, 2007. Disponible en: http://www.osakidetza.euskadi.eus/contenidos/informacion/hd_publicaciones/es_hdon/adjuntos/Protocolo34SuturasC.pdf
53 Leyva Rodríguez F. Heridas y Cicatrización en Enfermería. Madrid: Meda Pharma, S.A; 2012.
54 CAV de la AEP: Comité Asesor de Vacunas de la Asociación Española de Pediatría [Internet]. Madrid: Merino Moína M; [actualizado Nov 2014; Citado 2/9/2017 consulta]. Tétanos. Disponible en:

http://vacunasaep.org/profesionales/enfermedades/tetanos
55 CAV de la AEP: Comité Asesor de Vacunas de la Asociación Española de Pediatría [Internet]. Madrid: Merino Moína M; [actualizado Jun 2015; Citado 2/10/2017 consulta]. Manual de vacunas en línea de la AEP, Sección IV, Cap. 38. Tétanos. Disponible en:
http://vacunasaep.org/documentos/manual/cap-38
56. CAV de la AEP: Comité Asesor de Vacunas de la Asociación Española de Pediatría [Internet]. Madrid: Merino Moína M; [actualizado Agosto 2013: Citado 22/10/2017]. Reacciones adversas a las vacunas. Disponible en:
http://vacunasaep.org/profesionales/reacciones-adversas-de-las-vacunas-descripcion
57. Siemprevacunados.org [Internet]. Barcelona. [actualizado 3 Nov 2012; citado 2/10/2017]. Vacuna Antitetánica. Disponible en:
http://www.siemprevacunados.org/es/vacunas_antitetanica.htm
58. Muñoz Rodríguez A, Ballesteros Úbeda MV, Escanciano Pérez I, Polimón Olibarrieta I, Díaz Ramírez C, González Sánchez J, Aparicio Martín A, Sánchez Mirantes A, Búa Ocaña S, López Hernández R, Caballero Romero MA. Manual de protocolos y procedimientos en el cuidado de las heridas. Madrid: Hospital Universitario Móstoles; 2011.
59. 1aria [internet]. Escalas de valoración del dolor. Actualizado Diciembre 2012. Disponible en:
http://www.1aria.com/docs/sections/areaDolor/escalasValoracion/EscalasValoracionDolor.pdf
60. Larrea A. Belén, Ávila Á. Marcela, Raddatz M Cindy. Manejo del dolor en pacientes quemados. Rev. chil. anest. 2015;44(1):78-95.
61. Barreto Aranda I, García-Rosell Román N, Rubio Pérez Mª, Jiménez Murillo L, Montero Pérez FJ. Dolor oncológico. Jiménez Murillo L y Montero Pérez FJ. Medicina de urgencias y emergencias. Guía diagnóstica y protocolos de actuación. 3ª Edición. Madrid: ELSEVIER; 2006. p.558-563.
62. JoverNavalón JM, López Espadas F, editores. Cirugía del paciente politraumatizado. Capítulo 19. Vol 4. Madrid: Arán Ediciones, S.A; 2001. p.309-360.
63. Pérez Aznar C, Macías Bou B, Maganto Sancho A, Ganzo Pión M. Protocolo del manejo del dolor en Urgencias. Medicine 2015;11:5408-11. Disponible en: http://www.elsevier.es/es-revista-medicine-62-articulo-protocolo-del-manejo-del-dolor-S030454121500308X?referer=buscador
64. Gascón Jiménez FJ,. Gámez Gómez Mª D , Llamas Fuentes R,

Montero Pérez FJ y Jiménez Murillo L. Dosificación farmacológica en Pediatría. Jiménez Murillo L y Montero Pérez FJ. Medicina de urgencias y emergencias. Guía diagnóstica y protocolos de actuación. 3ª Edición. Madrid: Elsevier; 2006. p.886-889.

11 ANEXOS

ANEXO 1. TABLA 1

Tabla 1. Regla de los 9 de Wallace.

Parte del cuerpo	% SCT	Subdivisión
Cabeza	9%	3% Cara
		3% Cuello
		3% Cuero Cabelludo.
Tronco anterior	18%	9% Tórax
		9% Abdomen
Tronco Posterior	18%	9% Dorso
		9% Región lumbosacra (incluye glúteos)
Miembro superior derecho	9%	3% Brazo
		3% Antebrazo
		3% Mano
Miembro superior izquierdo	9%	3% Brazo
		3% Antebrazo
		3% Mano
Miembro inferior derecho	18%	9% Muslo
		6% Pierna
		3% Pie
Miembro inferior izquierdo	18%	9% Muslo
		6% Pierna
		3% Pie
Ingles y genitales externos	1%	1% Ingles y genitales externos
TOTAL	100%	100%

Fuente: Asensio-González JA, Paseiro G, Meneu Díaz JC, Pérez Saborido B, Moreno González E. Lesiones producidas por quemaduras. En: Asensio-González JA, Meneu Díaz JC, Moreno González E. Traumatismos, fisiopatología, diagnóstico y tratamiento. Madrid: Jayrpo Editores, S.A. 2005.p. 739-754.

ANEXO 2. TABLA 2

Tabla 2. Clasificación de la gravedad del TCE según los signos y síntomas manifestados.

Grupo de bajo riesgo	Grupo de riesgo moderado	Grupo de alto riesgo
o Asintomáticos	o Cambio del estado de conciencia en el momento del traumatismo o después	o Disminución estado de conciencia: no drogas ni alcohol
o Cefalea		
o Vértigo		
o Hematoma cuero cabelludo		
		o Focalidad neurológica
o Laceración cuero cabelludo	o Cefalea progresiva	o Disminución progresiva del estado de conciencia
	o Intoxicación: drogas o alcohol	
o Contusión o abrasión del cuero cabelludo	o Edad < 2 años	
	o Crisis convulsiva	o Lesión craneal penetrante o fractura con hundimiento.
	o Vómitos	
o Ausencia de criterios de riesgo moderado	o Amnesia	
	o Politraumatismo	
	o Trauma facial grave	
	o Fractura base del cráneo	
	o Herida penetrante o fractura con hundimiento	
	o Sospecha maltrato infantil	

Fuente: FJ Montero Pérez, L Jiménez Murillo, JJ Roig García, JM Calderón de la Barca Gázquez y G Donnay Brisa. Traumatismo craneoencefálico. Jiménez Murillo L y Montero Pérez FJ. Medicina de urgencias y emergencias. Guía diagnóstica y protocolos de actuación. 3ª Edición. Madrid: ELSEVIER; 2006. p.797-801.

ANEXO 3. TABLA 3

Tabla 3. Escala coma de Glasgow.

Variable	Respuesta	Puntaje
Apertura ocular	• Espontánea	4 puntos
	• A la orden	3 puntos
	• Ante un estímulo doloroso	2 puntos
	• Ausencia de apertura ocular	1 punto
Respuesta verbal	• Orientado correctamente	5 puntos
	• Paciente confuso	4 puntos
	• Lenguaje inapropiado (p. ej. interjecciones)	3 puntos
	• Lenguaje incomprensible (p. ej. gruñidos, suspiros, etc.)	2 puntos
	• Carencia de actividad verbal	1 punto
Respuesta motora	• Obedece órdenes correctamente	6 puntos
	• Localiza estímulos dolorosos (p. ej. presión sobre el lecho ungueal)	5 puntos
	• Evita estímulos dolorosos retirando el segmento corporal explorado	4 puntos
	• Respuesta con flexión anormal de los miembros	3 puntos
	• Respuesta con extensión anormal de los miembros	2 puntos
	• Ausencia de respuesta motora	1 puntos

Fuente: JoverNavalón JM, López Espadas F. Traumatismo craneoencefálico. Conciencia. Escala de Glasgow. En: JoverNavalón JM, López Espadas F, editores. Cirugía del paciente politraumatizado. Vol 4. Madrid: Arán Ediciones, S.A; 2001. p.285-306.

ANEXO 4. TABLA 4

Tabla 4. Signos vitales normales según la edad en pacientes pediátricos.

///////////////////////	< 1 año	5-10 años	> 10 años
Pulso	95-170	70-140	60-120
Respiraciones/min	40	30	20
TAS	80	90	100

Fuente: Meneu Díaz JC, Marqués Medina E, Moreno Elola A, Petrone P, Jiménez Galanes S, Moreno Gonzáles E. Traumatismos en los pacientes pediátricos. En: Asensio-González JA, Meneu Díaz JC, Moreno González E. Traumatismos, fisiopatología, diagnóstico y tratamiento. Madrid: Jayrpo Editores, S.A. 2005.p. 627-636.

ANEXO 5. TABLA 5

Tabla 5. Mecanismos físicos de producción del Síndrome compartimental.

Grupo A: disminución de la capacidad del compartimento	Grupo B: aumento del volumen del contenido compartimental
1- vendajes o yesos constrictivos	1. Edemas postisquémico
2- sutura o cierre de brechas aponeuróticas	2- inmovilización prolongada bajo compresión postural
3-quemaduras eléctricas, térmicas o congelaciones	3- ejercicio en exceso
	4- trombosis venosa
	5- hemorragia intracompartimental
	6- fracturas
	7- lesión de partes blandas

Fuente: Asensio-González JA, Meneu Díaz JC, Marqués medina E, Moreno Elola A, Moreno González ML, Herrero ML. Síndrome compartimental. En: Asensio-González JA, Meneu Díaz JC, Moreno González E. Traumatismos, fisiopatología, diagnóstico y tratamiento. Madrid: Jayrpo Editores, S.A. 2005.p. 593-599.

ANEXO 6. TABLA 6

Tabla 6. Tiempo mínimo aconsejado de permanencia de las suturas.

Localización de la herida	Niños	Adultos	Ancianos
Cara	3 días	5 días	7 días
Cuello	5 días	7 días	8 días
Cuero cabelludo	6 días	8 días	9-10 días
Tórax y abdomen	7 días	9 días	12 días
Espalda y nalgas	8-9 días	12 días	15 días
Miembros superiores	10 días	12 días	14 días
Muslos	10 días	12 días	14 días
Piernas, plantas, palmas	12 días	15 días	21 días

Fuente: Marlén Castro Navarro. Técnicas de enfermería en la asistencia al traumatismo menor. IAVANTE. Disponible en: https://www.uco.es/servicios/dgppa/images/prevencion/glosarioprl/fichas.pdf

ANEXO 7. FIGURA 1

Figura 1. Escala del dolor EVA.

SIN DOLOR					DOLOR MODERADO					MÁXIMO DOLOR
0	1	2	3	4	5	6	7	8	9	10

Fuente: Flores Reyes A, Caballero Marcos L. Guía de Heridas Traumáticas. Notas sobre el cuidado de Heridas. Huelva: Molina Moreno Editores; 2016.

ANEXO 8. FIGURA 2

Figura 2. Escala del dolor EVA modificada.

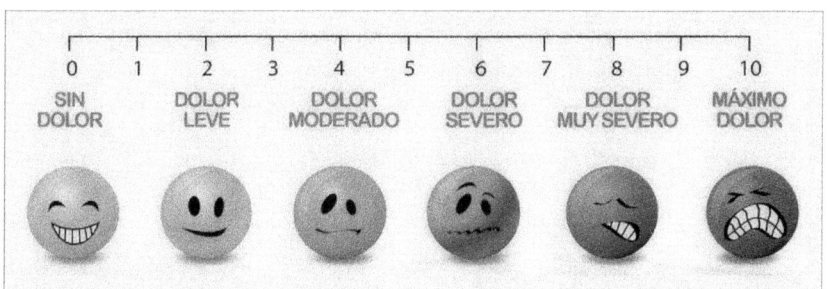

Fuente: Flores Reyes A, Caballero Marcos L. Guía de Heridas Traumáticas. Notas sobre el cuidado de Heridas. Huelva: Molina Moreno Editores; 2016.

SOBRE EL AUTOR

DIEGO MOLINA RUIZ, Puertollano (Ciudad Real), 15 de Febrero de 1959.

Formación académica
Licenciado en Enfermería. Universidad Hogeschool Zeeland (Holanda) 2002. Especialista en Enfermería Médico-Quirúrgica. Master en Ciencias de la Enfermería. Universidad de Huelva. Diploma de Estudios Avanzados en Medicina Preventiva y Salud Pública, Universidad de Huelva.

Lugar de trabajo
Enfermero Comunitario UGC Gibraleón del Distrito Sanitario Huelva Costa Condado Campiña.
Profesor asociado Departamento de Enfermería, Universidad de Huelva.

Experiencia previa
Autor y Editor de editorial especializada CC SS. Enfo Ediciones, FUDEN, Madrid.
Como docente ha impartido los Módulos 6 sobre Técnicas de Resonancia Magnética y 7 sobre Técnicas de asistencia en Exploraciones Ecográficas del Curso de Formación Profesional Ocupacional "Técnico en Radiodiagnóstico" con Expediente 98/2005/J/221 y N° 21 – 15, de la Consejería de Empleo de la Junta de Andalucía, con un total de 250 horas docentes.
Desde 2006 desarrolla la labor docente como profesor asociado en la Universidad de Huelva.

Experiencia investigadora
- **Líneas de investigación:** Salud Laboral, Atención Primaria, Preanalítica, Salud Mental.
- **Participación en proyectos de investigación**
  - Investigador colaborador en el proyecto FIS 12/ 1099.
  - En la actualidad participa en un proyecto de investigación en salud FIS.
- **Participación en proyectos editoriales**

Más de 40 artículos publicados en revistas de enfermería y biomédicas, nacionales e internacionales. Más de 70 capítulos de libros y 65 libros como autor y coordinador.

Otros méritos
Miembro del Comité de Ética Asistencial de Huelva.

TÍTULOS DE LA COLECCIÓN

Recursos didácticos de apoyo al estudio (4 Libros)

Libro 1 **HERIDAS ACCIDENTALES TRAUMÁTICAS.** *Vol. 1*

Libro 2 **HERIDAS ACCIDENTALES AGUDAS.** *Vol. 2*

Libro 3 **HERIDAS ACCIDENTALES POR QUEMADURAS.** *Vol. 3*

Libro 4 **HERIDAS ACCIDENTALES INFECTADAS.** *Vol. 4*

Nota del Editor:

Para poder atender cualquier consulta relacionada con el presente libro o bien con la colección a la que pertenece, quedo en todo momento a disposición de todos los lectores en la siguiente dirección de correo electrónico:

molina.moreno.editores@gmail.com

Edición impresa en papel y ebook disponible en:

www.amazon.com y www.amazon.es

Copyright © 2017 Diego Molina Ruiz

Edita: Molina Moreno Editores molina.moreno.editores@gmail.com

Diseño de portada: Diego Molina Ruiz

Título del Libro: Heridas Accidentales Traumáticas

Serie: Recursos didácticos de apoyo al estudio

Libro: 1

Primera edición: 2/11/2017

Tapa blanda, número de páginas: 102

Autor: Diego Molina Ruiz

All rights reserved / Todos los derechos reservados

ISBN-10: 1979471258
ISBN-13: 978-1979471251

Edición impresa en papel y ebook disponible en:
www.amazon.com y www.amazon.es

Todos los derechos reservados. Este libro o cualquiera de sus partes no podrán ser reproducidos ni archivados en sistemas recuperables, ni transmitidos en ninguna forma o por ningún medio, ya sean mecánicos o electrónicos, fotocopiadoras, grabaciones o cualquier otro sin el permiso previo de los titulares del Copyright. Las imágenes han sido cedidas por los autores y se prohíbe la reproducción total o parcial de las mismas.

www.ingramcontent.com/pod-product-compliance
Lightning Source LLC
Chambersburg PA
CBHW070306230526
45470CB00002B/754